¿EL AYUNO PREVIENE ENFERMEDADES?

Estudios científicos avalan el Ayuno intermitente en la prevención de obesidad y diabetes entre otras enfermedades.

1

PROLOGO

Comenzar con los datos de la Organización Mundial de la Salud (OMS), cuando no se tiene confianza en esta organización, puede ser un contra sentido. Pero a mi modo de ver las cosas evidencia que es consciente de la problemática mundial de Salud, aunque no actué contra ella.

Según la Organización Mundial de Salud (OMS):

- Desde 1975, la obesidad se ha casi triplicado en todo el mundo.
- En 2016, más de 1900 millones de adultos de 18 o más años tenían sobrepeso, de los cuales, más de 650 millones eran obesos.
- En 2016, el 39% de las personas adultas de 18 o más años tenían sobrepeso, y el 13% eran obesas.
- La mayoría de la población mundial vive en países donde el sobrepeso y la obesidad se cobran más vidas de personas que la insuficiencia ponderal.
- En 2016, 41 millones de niños menores de cinco años tenían sobrepeso o eran obesos.
- En 2016 había más de 340 millones de niños y adolescentes (de 5 a 19 años) con sobrepeso u obesidad.

- La obesidad puede prevenirse.

Para la OMS, *el sobrepeso y la obesidad se definen como una acumulación anormal o excesiva de grasa que puede ser perjudicial para la salud.*

El índice de masa corporal (IMC) es un indicador simple de la relación entre el peso y la talla que se utiliza frecuentemente para identificar el sobrepeso y la obesidad en los adultos. Se calcula dividiendo el peso de una persona en kilos por el cuadrado de su talla en metros (kg/m^2).

En el caso de los adultos, la OMS define el sobrepeso y la obesidad como se indica a continuación:

- sobrepeso: IMC igual o superior a 25.
- obesidad: IMC igual o superior a 30.

El IMC proporciona la medida más útil del sobrepeso y la obesidad en la población, pues es la misma para ambos sexos y para los adultos de todas las edades. Sin embargo, hay que considerarla como un valor aproximado porque puede no corresponderse con el mismo nivel de grosor en diferentes personas.

Datos sobre el sobrepeso y la obesidad. Estimaciones recientes de la OMS a nivel mundial.

- En 2016, más de 1.900 millones de adultos de 18 o más años tenían sobrepeso, de los cuales, más de 650 millones eran obesos.
- En 2016, el 39% de los adultos de 18 o más años (un 39% de los hombres y un 40% de las mujeres) tenían sobrepeso.
- En general, en 2016 alrededor del 13% de la población adulta mundial (un 11% de los hombres y un 15% de las mujeres) eran obesos.
- Entre 1975 y 2016, la prevalencia mundial de la obesidad se ha casi **triplicado**.

A nivel mundial, el sobrepeso y la obesidad están vinculados con un mayor número de muertes. En general, hay más personas obesas que con peso inferior al normal. Ello ocurre en todas las regiones, excepto en partes de África subsahariana y Asia.

Según la OMS, la causa fundamental del sobrepeso y la obesidad es un desequilibrio energético entre calorías consumidas y gastadas. A nivel mundial ha ocurrido lo siguiente:

- un aumento en la ingesta de alimentos de alto contenido calórico que son ricos en grasa; y
- un descenso en la actividad física debido a la naturaleza cada vez más sedentaria de muchas formas de trabajo, los nuevos modos de transporte y la creciente urbanización.

A menudo los cambios en los hábitos alimentarios y de actividad física son consecuencia de cambios ambientales y sociales asociados al desarrollo y de la falta de políticas de apoyo en sectores como la salud; la agricultura; el transporte; la planificación urbana; el medio ambiente; el procesamiento, distribución y comercialización de alimentos, y la educación.

Un IMC elevado es un importante factor de riesgo de enfermedades no transmisibles, como:

- las enfermedades cardiovasculares, principalmente las cardiopatías y los accidentes cerebrovasculares, que fueron la principal causa de muertes en 2012;
- la diabetes;
- los trastornos del aparato locomotor, en especial la osteoartritis, una enfermedad degenerativa de las articulaciones muy discapacitante.
- algunos cánceres (endometrio, mama, ovarios, próstata, hígado, vesícula biliar, riñones y colon).

El riesgo de contraer estas enfermedades no transmisibles crece con el aumento del IMC.

La obesidad infantil se asocia con una mayor probabilidad de obesidad, muerte prematura y discapacidad en la edad adulta. Sin embargo, además de estos mayores riesgos futuros, los niños obesos sufren dificultades respiratorias, mayor riesgo de fracturas e hipertensión, y presentan marcadores tempranos de enfermedades cardiovasculares, resistencia a la insulina y efectos psicológicos.

Actualmente, muchos países de ingresos bajos y medianos están afrontando una "doble carga" de morbilidad.

- Mientras estos países continúan encarando los problemas de las enfermedades infecciosas y la desnutrición, también experimentan un rápido aumento en los factores de riesgo de las enfermedades no transmisibles, como la obesidad y el sobrepeso, sobre todo en los entornos urbanos.
- No es raro encontrar la desnutrición y la obesidad coexistiendo en el mismo país, la misma comunidad y el mismo hogar.

El sobrepeso y la obesidad, así como las enfermedades no transmisibles vinculadas, pueden prevenirse en su mayoría. Son fundamentales unos entornos y comunidades favorables que permitan influir en las elecciones de las personas, de modo que la opción más sencilla sea la más saludable en materia de alimentos y actividad física periódica, y en consecuencia prevenir el sobrepeso y la obesidad.

En el plano individual, las personas pueden optar por:

- limitar la ingesta energética procedente de la cantidad de grasa total y de azúcares;
- aumentar el consumo de frutas y verduras, así como de legumbres, cereales integrales y frutos secos; y
- realizar una actividad física periódica (60 minutos diarios para los jóvenes y 150 minutos semanales para los adultos).

La responsabilidad individual solo puede tener pleno efecto si las personas tienen acceso a un modo de vida sano. Por consiguiente, en el plano social, es importante ayudar a las personas a seguir las recomendaciones mencionadas, mediante la ejecución sostenida de políticas demográficas y basadas en pruebas científicas que permitan que la actividad física periódica y las opciones alimentarias más saludables estén disponibles y sean asequibles y fácilmente accesibles para todos, en particular para las personas más pobres. Un ejemplo de una política de ese tipo es un impuesto sobre las bebidas azucaradas.

Las Autoridades sanitarias deben obligar a la industria alimentaria a desempeñar un papel importante en la promoción de una alimentación sana como:

- reduciendo el contenido de grasa, azúcar y sal de los alimentos procesados;
- asegurando que las opciones saludables y nutritivas estén disponibles y sean asequibles para todos los consumidores;
- limitando la comercialización de alimentos ricos en azúcar, sal y grasas, sobre todo los alimentos destinados a los niños y los adolescentes;

* garantizando la disponibilidad de opciones alimentarias saludables y apoyando la práctica de actividades físicas periódicas en el lugar de trabajo.

En la **"Estrategia Mundial OMS sobre Régimen Alimentario, Actividad Física y Salud"**, adoptada por la Asamblea Mundial de la Salud en 2004, se describen las medidas necesarias para respaldar las dietas sanas y la actividad física periódica. En la Estrategia se exhorta a todas las partes interesadas a que adopten medidas a nivel mundial, regional y local para mejorar las dietas y los hábitos de actividad física en la población.

En la Declaración política de la Reunión de Alto Nivel de la Asamblea General de las Naciones Unidas sobre la Prevención y el Control de las Enfermedades No Transmisibles, de septiembre de 2011, se reconoce la importancia crucial de reducir la dieta malsana y la inactividad física. En dicha Declaración se asume el compromiso de promover la aplicación de la "Estrategia Mundial OMS sobre Régimen Alimentario, Actividad Física y Salud", entre otros medios, según proceda, introduciendo políticas y medidas encaminadas a promover dietas sanas y a aumentar la actividad física de toda la población.

Asimismo, la OMS ha creado el Plan de acción mundial para la prevención y el control de las enfermedades no transmisibles 2013-2020, que tiene por objeto cumplir los compromisos de la Declaración Política de las Naciones Unidas sobre las Enfermedades No Transmisibles, que recibió el respaldo de los Jefes de Estado y de Gobierno en septiembre de 2011. El Plan de acción mundial debería contribuir a realizar avances en nueve metas mundiales relativas a las enfermedades no transmisibles que deben alcanzarse no más tarde de 2025, incluidas una reducción relativa del 25% en la mortalidad prematura a causa de dichas enfermedades para 2025 y una detención del aumento de la obesidad mundial para coincidir con las tasas de 2010.

La Asamblea Mundial de la Salud acogió con satisfacción el informe de la Comisión para acabar con la obesidad infantil (2016) y sus seis recomendaciones a fin de dar respuesta al entorno obesogénico y los periodos cruciales en el ciclo de vida de manera que se combatiera la obesidad infantil. La Asamblea Mundial de la Salud de 2017 acogió favorablemente el plan de aplicación destinado a orientar a los países en la puesta en práctica de las recomendaciones de la Comisión.

¿EL AYUNO PREVIENE ENFERMEDADES?

No es un secreto que nada de lo dicho anteriormente, ha sucedido, todo lo contrario, todas y cada una de las enfermedades no transmisibles han aumentado y el pronósticos para los próximos años, no es nada alentador.

Ph.D. Franc T. Ruiz

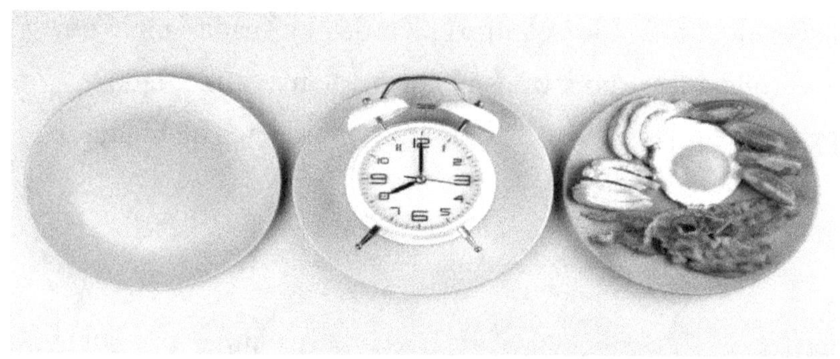

El crecimiento de la obesidad y de sus enfermedades derivadas tiene que ver con el sedentarismo de la vida urbana, pero también con los hábitos alimentarios. Quieren culpabilizar a la sobrealimentación, pero realmente se trata del predominio de carnes, grasas, sal y azúcar, en detrimento de pescado, legumbres, frutas y vegetales. Los alimentos frescos y cocinados en casa se sustituyen progresivamente por alimentos industriales, procesados, precocinados, con conservantes y aditivos. En la dieta generalmente se abusa de carne, bollería industrial, alimentos precocinados, patatas fritas, etc., repletos de azúcares y grasas saturadas que aumentan la palatabilidad y eliminan la sensación de saciedad. Las calorías vacías de elementos nutritivos y cargadas de azúcar refinado que sustituyen a la leche y otros alimentos naturales, son la causa de la epidemia de obesidad actual. Saltarse el desayuno y no ingerir frutas y verduras, al tiempo que beber refrescos en lugar de agua y comer chucherías, perjudica la salud.

La OMS recomienda, para una dieta de 2000 calorías, para un adulto, que la proporción de azúcar no supere los 30-50 gramos diarios. Sin embargo, la OMS no informa a la población que una lata de coca-cola u otros refrescos, contienen 35 gr de azúcar que, por sí sola, superan la dosis mínima. La Academia Americana de Pediatría ha alertado del riesgo del consumo de bebidas azucaradas. Un estudio de la dieta de población escolar en EEUU demostró que una lata adicional de bebida azucarada incrementaba el riesgo de obesidad infantil en un 60%. El organismo metaboliza hasta 100 gr de azúcar en hígado y 200 gr en los músculos. El resto se transforma en grasa. El aumento de células grasas es difícil de combatir porque la restricción calórica para eliminar tales células podría afectar al desarrollo infantil.

Como siempre, nos encontramos con cientos de folios, llenos de fechas incumplidas, de promesas olvidadas y palabras vacías y faltas de contenido. Nos encontramos con comisiones, asambleas y reuniones que tienen como única misión justificar sus altos sueldos, que pagamos todos los ciudadanos del mundo con nuestros impuestos.

En la dieta del primer mundo, se abusa de la ingesta de grasas y carne. Hambre y comida basura son caras de la misma moneda. La carne que comemos procede de animales hacinados y alimentados con piensos. Para su engorde rápido y paliar las consecuencias de una "vida" enferma, inmovilidad y estrés del ganado estabulado, son atiborrados de antibióticos y anabolizantes. La industria alimentaria obtiene más rápido, más kilos de carne y más barata, impulsando una dieta basada en un alto consumo de proteína animal que nos enferma.

¿Silencian las autoridades sanitarias la toxicidad de algunos alimentos de consumo masivo? ¿Contiene nuestra comida aditivos que estimulan artificialmente el apetito creando una incontrolable adicción?

También abusamos del azúcar. Se nos acostumbra desde la infancia a los dulces, como premio, medio para entretener el hambre o sustituto de la comida en forma de golosinas, alimentos procesados o refrescos. Comer azúcar refinado nos descalcifica, además de ingerir los productos químicos necesarios para su blanqueado. Las empresas investigan para encontrar edulcorantes más dulces y baratos que el azúcar. Al mismo tiempo, abandonamos el consumo de frutas y verduras que contienen azúcares naturales con los nutrientes y minerales necesarios.

Esta dieta, escasa en fibras, verduras y cereales, provoca *diabetes, colesterol, afecciones coronarias, cáncer e hipertensión*, a los mayores y cada vez más, a los jóvenes y niños. Muchas de las actividades de los jóvenes son sedentarias, cuando el ejercicio físico es imprescindible para su desarrollo. El sedentarismo favorece la obesidad, porque nuestro organismo no quema todo lo que ha ingerido y lo transforma en grasa.

El hábito consumista ha invadido el ámbito de la comida, identificando a través de la publicidad, ocio y consumo y propagando un patrón alimentario urbano, insano y con escasos nutrientes. Las cadenas de comida rápida, son perjudiciales para la salud de los adolescentes, convirtiéndolos en futuros clientes afiliados de por vida a la comida basura.

Las enfermedades alimentarias, anorexia, bulimia, obesidad, etc., no afectan a todos por igual. Amenazan a los grupos sociales con menor educación y menor renta. La epidemia de obesidad contagia a grupos sociales urbanos, dependientes de un trabajo basura y con dificultades para pagar la hipoteca o el alquiler. Su malnutrición no es por falta de alimentos, sino por el exceso y la nocividad de los mismos...

Ante toda esta desidia, ante todas estas promesas incumplidas, ante la falta de acciones efectivas, el exceso de peso y obesidad, siguen aumentando los **factores de riesgo de enfermedades no transmisibles,** como la propia OMS menciona, convirtiendo, enfermedades de fácil solución en verdaderas "pandemias" que causan las mayores tasas de muerte como, por ejemplo:

- las enfermedades cardiovasculares.
- la diabetes.
- cánceres (endometrio, mama, ovarios, próstata, hígado, vesícula biliar, riñones y colon).

Conozcamos, el motivo por el cual manifiesto que la OMS, no cumple con su obligaciones y que inexplicablemente margina investigaciones que han sido galardonadas con el Nobel de Medicina.

A mediados de los años 50, el científico belga **Christian de Duve** descubrió los **lisosomas.**

Los **lisosomas** son unos orgánulos celulares capaces de "digerir" grandes cantidades de proteínas, carbohidratos, lípidos, e incluso otros orgánulos celulares, según explicó el Instituto Karolinska, encargado de entregar el Nobel de Medicina.

Estos corpúsculos también se dedican a reciclar los desechos de las células para convertirlos en material útil.

Duve acuñó el término **autofagia** para denominar a los procesos que realizan los **lisosomas** y en 1974 ganó el Nobel de Medicina por sus hallazgos.

Extrañamente, durante casi dos décadas no se supo más de estas funciones.

En los años 90, siguiendo la línea de **Christian de Duve**, el biólogo japonés **Yoshinori Ohsumi** comenzó a usar células de levadura de pan para estudiar y entender mejor la autofagia. Oshumi logró identificar los genes y los mecanismos que regulan el proceso en los hongos y comprobó que eran similares en las células humanas. Su trabajo permitió saber que la degradación y reciclaje de componentes celulares es vital para que se cumplan ciertas funciones fisiológicas.

Podríamos decir que Autofagia significa "comerse a si mismo"

Entonces **¿Se comen las células a sí mismas?** La respuesta a esa pregunta se encuentra en el Nobel de Medicina 2016, que fue a parar al biólogo japonés **Yoshinori Ohsumi** por sus descubrimientos sobre los mecanismos de la autofagia celular.

La autofagia es un mecanismo natural de regeneración que ocurre en nuestro organismo **a nivel celular**. Reduce la probabilidad de contraer ciertas enfermedades y prolonga la esperanza de vida.

El instituto Nacional del Cáncer define la autofagia como: "El Proceso por el que la célula descompone y destruye proteínas viejas, dañadas o anormales, y otras sustancias del citoplasma (líquido en el interior de la célula). Los productos de la descomposición se reciclan para funciones celulares importantes, en especial durante períodos de estrés o ayuno. La autofagia también ayuda a destruir virus y bacterias que causan infección y quizás impida que las células normales se vuelvan cancerosas. La autofagia quizás afecte la respuesta inmunitaria contra los virus, las bacterias y las células cancerosas".

La autofagia es esencial cuando la célula "tiene hambre" o necesita energía.

Para **Robin Keteller**, líder del grupo de investigación de la autofagia del University College de Londres (UCL), en Reino Unido, se trata *"del sistema digestivo de las células"*.

Los lisosomas se comen componentes extras de las células, que no son vitales para su funcionamiento, y proveen energía a lo que queda de ellas. Keteller agregó: *"Sin la autofagia, morirían, no podrían sobrevivir sin nutrientes"*.

La profesora de Fisiología y miembro del Instituto Karolinksa y del comité del Nobel, **Juleen Zierath**, comentó que la autofagia ayuda a producir los 200 a 300 gramos de proteínas que necesita el cuerpo todos los días.

Durante la autofagia, los lisosomas también se comen componentes dañados o tóxicos presentes en las células, como proteínas viejas y otros orgánulos.

Robin Keteller explica: *"Los reciclan o transforman en elementos como los aminoácidos, que son la materia prima para producir nuevas proteínas. Se generan proteínas jóvenes y frescas".*

Para Zierath Juleen, del comité del Nobel, el trabajo del laureado Ohsumi *"mostró que los lisosomas no eran un lugar de desechos, sino una planta de reciclaje de proteínas dañadas o antiguas para que puedan reutilizarse".*

Esta función disminuye las consecuencias negativas del envejecimiento, según el Instituto Karolinksa.

La autofagia también puede eliminar los restos de bacterias y virus después de una infección.

Zierath agrego: *"Sin la autofagia, nuestras células no sobrevivirían. La necesitamos para deshacernos de moléculas invasoras".*

Cuando la autofagia falla, las moléculas tóxicas aumentan y se pueden producir enfermedades como **el mal de Parkinson, el Alzheimer, la diabetes tipo 2 y el cáncer**.

Asimismo, la autofagia contribuye al desarrollo embrionario y la diferenciación celular durante el crecimiento de los fetos.

Según el Instituto Karolinska, *"Oshumi generó un enorme interés en la autofagia y ahora es una de las áreas más intensamente estudiadas en la medicina"*.

¿Por qué la OMS no siguió las investigaciones de los 2 científicos a los que les fueron otorgados los premios Nobel?

La OMS no incluye el ayuno entre sus recomendaciones para prevenir la obesidad y otras enfermedades crónicas, que se centran en mantener una dieta saludable y hacer ejercicio físico habitualmente, y a Asociación de Dietistas del Reino Unido y el Instituto Americano para la Investigación del Cáncer coinciden en reconocer que, aunque se han visto beneficios potenciales para la salud con el ayuno, esta práctica puede provocar efectos adversos como irritabilidad y dificultad para concentrarse, trastornos del sueño, y que se desconocen posibles consecuencias para la salud a largo plazo.

Afortunadamente y sin subvenciones estatales, un numero reducido de médicos y científicos independientes, buscan soluciones a esta lamentable situación mundial que puede acabar con la existencia de nuestra especie.

Siguiendo la línea de las investigaciones anteriormente mencionadas, médicos y científicos han aportado algunas soluciones con evidencias científicas, entre las que nos encontramos con **"El Ayuno intermitente"**.

Existen muchísimas dietas así que no siempre es fácil conocer todas al detalle ni saber bien cuáles son sus beneficios y riesgos. Una de las tendencias más comentadas últimamente es el ayuno intermitente, también conocido como "ayuno a intervalos" o *"intermittent fasting"*. Este tipo de dieta a intervalos es muy popular entre atletas y para personas que quieren perder peso resulta ser el método definitivo

En pocas palabras, el ayuno intermitente es, hacer ciclos entre períodos en los que se come y períodos en donde se ayuna. Actualmente es un método muy popular para bajar de peso y mejorar la salud.

He de decir que el ayuno no es nada nuevo. De hecho, el ayuno intermitente es un antiguo secreto de la salud. Es antiguo porque se ha realizado durante toda la historia de la humanidad.

Y es secreto porque hasta recientemente esta costumbre ha sido prácticamente olvidada, especialmente en lo que concierne a la salud.

Sin embargo, mucha con las personas que están redescubriendo esta intervención alimenticia. Desde 2010 el número de búsquedas en línea para "ayuno intermitente" ha aumentado de una forma extrema, y la mayoría de este aumento se ha producido durante los últimos años.

Si se hace de forma correcta, el ayuno tiene el potencial de otorgar importantes beneficios a la salud: adelgazamiento, corrección de la diabetes tipo 2 y muchas más cosas. Además de *ahorrar* tiempo y dinero.

El objetivo de estas páginas informativas tiene como fin informar sobre lo que se necesita saber sobre el Ayuno intermitente y que sirva como ayuda para aquellas personas que decidan ponerlo en práctica, para obtener mejora en la Salud.

No obstante, como todo en la vida, ha de basarse en las evidencias presentadas y existen normas llevarlo a cabo

No debes ayunar en los siguientes casos:

- **Estás por debajo del peso apropiado** (IMC < 18.5) o tener un desorden alimenticio como anorexia.
- **Estar embarazada** debido a que se necesitan más nutrientes para el bebé.
- **Estás en período de lactancia** debido a que se necesitan más nutrientes para el bebé.
- **Ser menor de 18 años:** debido a que se necesitan más nutrientes parapara crecer.

En las siguientes situaciones puedes ayunar, pero se necesita supervisión médica:

- Tener diabetes tipo 1 o tipo 2.
- Tomar fármacos por prescripción medica.
- Tener gota o el ácido úrico alto.
- Tener alguna condición médica grave como hepatopatía, nefropatía o cardiopatía.

El beneficio más evidente del ayuno es la pérdida de peso. Sin embargo, tiene múltiples beneficios, muchos de los cuales eran de sobra conocidos en la antigüedad.

¿EL AYUNO PREVIENE ENFERMEDADES?

Estos períodos de ayuno han sido denominados a menudo "limpiezas", "desintoxicaciones" o "depuraciones", pero la idea es la misma: abstenerse de comida durante un determinado espacio de tiempo, generalmente por razones de salud. Este período de abstinencia de comida era realizado con el convencimiento de que realizaría limpiaría de toxinas en el organismo, al mismo tiempo que rejuvenecería. Y pare que la ciencia les ha dado la razón.

Algunos de los beneficios físicos conocidos del ayuno son:

- Pérdida de peso y grasa corporal
- Incremento de la quema de grasa
- Disminución de los niveles de insulina y azúcar en sangre
- Posible corrección de la diabetes tipo 2
- Posible mejora de la lucidez y de la concentración
- Posible aumento de energía
- Posible aumento de la hormona de crecimiento, al menos a corto plazo
- Posible disminución del colesterol en sangre
- Posible alargamiento de la vida
- Posible activación de la limpieza celular al estimular la autofagia

* Posible reducción de la inflamación

Aunque el Ayuno intermitente, en algunos sectores, sea considerado un tipo de dieta, ayunar ofrece muchas ventajas que le son únicas, y que no tienen las dietas típicas. Particularmente considero un error calificar el ayudo intermitente como una dieta mas y para no contradecir a los expertos que así lo consideran expondré mis razonamientos.

En primer lugar, los científicos aconsejan llevar conjuntamente con el Ayuno intermitente una Dieta Cetogénica. En segundo lugar, cuando una persona decide dejar de fumar, generalmente lo hace por motivos de salud, al igual que quien decide llevar una dieta. Por consiguiente, es una libre decisión, posiblemente aconsejada, pero como como un tratamiento. El ayuno intermitente como el quitarnos de fumar en lo que a mi concierte, son decisiones voluntarias que aporta beneficios a nuestro organismo, o lo que es lo mismo mejora nuestra Salud.

Además, el ayuno intermitentes tiene algunas ventajas. Hablo de ventajas que hacen mas fácil la decisión de llevarlo acabo. Es un hecho que las dietas complican la vida, ayunar la simplifica; las dietas son caras, ayunar es gratis; las dietas quitan parte de nuestro tiempo tiempo, ayunar lo ahorra; las dietas necesitan cierta son disponibilidad, ayunar puede hacer en cualquier lugar. Y, lo mas importante, el ayuno es un método poderoso para reducir la insulina y el peso corporal.

Conseguir una Vida mas saludable con Ayuno intermitente.

Nada mejor que la propia experiencia para poder entender un problema de salud. Todo comienza con el resultado de la analítica del **Dr. Michael Mosley**, su análisis de sangre reveló que estaba al borde de la diabetes y que su colesterol era alto, el cual su médico quería tratar con medicamentos. El Dr. Michael Mosley decide probar con el ayuno, para ver si puede mejorar su salud.

Preocupado por este diagnóstico, sobre todo cuando considera que tiene algo de experiencia en estrategias convencionales de salud, el Dr. Mosley se dispuso a investigar sus alternativas.

El Dr. Mosley dice: *"Siempre me he interesado en la auto-experimentación como un dispositivo de investigación porque muchos de los descubrimientos más importantes vienen de científicos y médicos que se utilizan ellos mismos como prueba, pero yo nunca antes había realizado una serie de ensayos en mi propia salud."*

Resulta que el ayuno tiene una serie de beneficios para la salud que la mayoría de las personas busca: desde mejorar la salud cardiovascular y reducir el riesgo de cáncer, hasta la reparación de genes y la longevidad.

En resumen, el Dr. Mosley descubrió que parte de lo que parece estar impulsando el proceso de la enfermedad es el hecho de que estamos comiendo mal y con demasiada frecuencia. Cuando estamos constantemente comiendo, el organismo en realidad renuncia a todo su *"proceso de reparación y rejuvenecimiento natural."*

Es cierto que la restricción calórica severa promueve tanto la pérdida de peso como la longevidad en modelos animales, pero este tipo de *"dieta de hambre"* no es una estrategia muy atractiva para la mayoría de las personas.

Sin embargo, la investigación más reciente demuestra que puede obtener los mismos beneficios de la restricción calórica severa a través del Ayuno intermitente, lo que significa, un horario de comidas, en el cual come en algunos días y reduce dramáticamente las calorías en otros.

Esto imita eficazmente los hábitos alimenticios de nuestros antepasados, que no tenían acceso a los súper mercados o alimentos durante todo el día. Ellos tenían un ciclo de períodos de abundancia y escasez. La investigación moderna demuestra que este ciclo produce una serie de beneficios bioquímicos. En resumen, al modificar lo que come y la hora en que come, usted bien puede alterar dramáticamente la manera en que su cuerpo funciona. Y eso es una gran noticia.

Como he indicado anteriormente, el ayuno, históricamente es algo común, ya que ha sido parte de la práctica espiritual por milenios. Pero, la ciencia moderna ha confirmado que hay muchas razones convincentes para ayunar:

• **Normaliza la sensibilidad a la insulina y leptina, al igual que impulsa la eficiencia energética de las mitocondrias:** Uno de los principales mecanismos que hacen que el ayuno intermitente sea tan benéfico para la salud se relaciona con su impacto en la sensibilidad a la insulina.

Mientras que el azúcar es una fuente de energía para el organismo, también promueve la resistencia a la insulina cuando se consume en las cantidades que se encuentran en nuestra alimentación moderna, que consiste de alimentos chatarra. La resistencia a la insulina, a su vez, es un motor principal de las enfermedades crónicas, desde enfermedades cardíacas hasta el cáncer.

El ayuno intermitente ayuda a resetear el organismo para que utilice la grasa como combustible principal y la creciente evidencia confirma que cuando el organismo se adapta a la quema de grasa en lugar de azúcar como combustible principal, reduce drásticamente el riesgo de enfermedades crónicas.

• **Normaliza los niveles de grelina**, también conocida como *"la hormona del hambre"*.

• **Promueve la producción de la hormona del crecimiento humano (HGH):** La investigación ha mostrado que el ayuno puede elevar la HGH hasta en un 1.300 % en las mujeres y 2.000 % en los hombres, lo cual juega un papel importante en la salud, en el ejercicio y ralentiza el proceso de envejecimiento. La HGH es también una hormona de quema de grasa, lo que ayuda a explicar por qué el ayuno es tan eficaz para la pérdida de peso.

• Disminuye los niveles de triglicéridos y mejora de otros marcadores biológicos de la enfermedad.

• Reduce el estrés oxidativo: El ayuno reduce la acumulación de radicales oxidativos en las células y por lo tanto previene el daño oxidativo a las proteínas celulares, lípidos y ácidos nucleicos asociados con el envejecimiento y la enfermedad.

También hay muchas investigaciones que evidencian que el ayuno tiene un efecto benéfico sobre la longevidad en los animales. Hay una serie de mecanismos que contribuyen a este efecto. La normalización de la sensibilidad a la insulina es el principal, pero el ayuno también inhibe la vía mTOR, que desempeña una parte importante en el proceso de envejecimiento.

El ayuno intermitente es sin duda alguna, la forma más eficaz conocida para eliminar la grasa no deseada y eliminar los antojos de azúcar. Dado que la mayoría de nosotros tenemos exceso de grasa que simplemente no podemos quemar, esto es un beneficio muy importante. Cuando el azúcar no es necesaria como combustible principal, el organismo tampoco la deseará cuando las reservas de azúcar se hayan agotado.

Como se mencionó anteriormente, los otros mecanismos que hacen que el ayuno sea tan eficaz para la pérdida de peso es el hecho de que impulsa la secreción de la hormona HGH, una hormona que quema la grasa y que tiene muchos beneficios bien documentados tanto para el "anti-envejecimiento" como para el ejercicio.

Por último, pero no menos importante, el ayuno intermitente también ha sido catalogado como un potente aliado para la prevención o tratamiento de la demencia. En primer lugar, las cetonas son liberadas como un subproducto de la quema de grasa, y las cetonas (no la glucosa) en realidad son el combustible preferido de su cerebro.

Independientemente, el Ayuno intermitente aumenta la producción de una proteína llamada factor neurotrófico derivado del cerebro (BDNF), que activa las células madre del cerebro para convertirlas en nuevas neuronas y desencadena otras numerosas sustancias químicas que promueven la salud neuronal. También protege a las células del cerebro de los cambios asociados con la enfermedad de Alzheimer y con la enfermedad de Parkinson.

La investigación del **Dr. Mark Mattson**, un investigador líder del Instituto Nacional sobre el Envejecimiento, sugiere que el ayuno cada tercer día (restringir su consumo de alimentos en los días de ayuno a alrededor de 600 calorías), puede aumentar el BDNF entre un 50% y 400%, dependiendo de la región del cerebro.

El plan de ayuno intermitente 5:2 del Dr. Mosley

Ayuno intermitente es un término generalizado que abarca una amplia gama de horarios de ayuno. Se trata de reducir las calorías en su totalidad o en parte, ya sea un par de días a la semana, cada dos días, o incluso todos los días. El **Dr. Mosley** tras su experiencia personal y estar totalmente convencido de los beneficios que aporta a la salud escribió un libro sobre el tema: The Fast Diet: Lose Weight, Stay Healthy, and Live Longer with the Simple Secret of Intermittent Fasting.

El **Dr. Mosley**, tras su experiencia recomienda el horario de ayuno, comer normalmente durante cinco días a la semana y ayunar en los otros dos. Este horario se duele conoce como el *"Plan de Ayuno Intermitente 5:2"*. En los días de ayuno, él recomienda reducir sus alimentos hasta una cuarta parte de sus calorías diarias normales, o alrededor de 600 calorías en los hombres y aproximadamente 500 en las mujeres, además de mucha agua y té. El Dr. Mosley afirma haber perdido 8,5 kilos en dos meses al implementar el "Plan de Ayuno Intermitente 5: 2".

El ayuno día de por medio, de la Dra. Krista Varady, otra alternativa.

Otra variación que es bastante común es el ayuno día de por medio. Este protocolo de ayuno es exactamente tal como suena: un día de ayuno y un día de descanso. Cuando incluye el tiempo de sueño, el ayuno puede llegar a ser tan largo como 32 a 36 horas. Esta variante conlleva un inconveniente eliminar la cena e irse a la cama con el estómago vacío cada día de ayuno, lo que puede ser difícil para la mayoría de las personas, al menos al principio.

Según la **Dra. Krista Varady,** autora del libro The Every-Other-Day Diet: The Diet That Lets You Eat All You Want (Half the Time) and Keep the Weight Off, el horario de ayuno un día de por medio tiene una tasa de cumplimiento mucho más elevada que muchos otros horarios de ayuno. Al final, el mejor horario de ayuno es el que mas se respete. No seguir las normas de cualquieras de los sistemas elegidos, tendrá una consecuencia, no funcionará.

La investigación de la Dra. Varady muestra que el ayuno un día de por medio, en el cual consume alrededor de 500 calorías en los días de ayuno y puede comer lo que quiera en días que no ayuna, funciona igual de bien para la pérdida de peso que el ayuno completo y es mucho más fácil de mantener este tipo de régimen de ayuno modificado.

En un estudio, los participantes ingirieron su comida baja en calorías en el día de ayuno a la hora del almuerzo o en la cena. Dividir la comida de 500 calorías en múltiples comidas pequeñas durante todo el día no fue tan efectivo como comer una sola comida, una vez al día. Si en realidad está consumiendo solo 500 calorías en un día, perderá de peso. Pero al comer pequeñas cantidades de comida varias veces al día, usted es mucho más propenso a querer comer más, por lo que la tasa de engaño aumentará dramáticamente.

Una tercera versión del Ayuno intermitente y que recomiendo porque personalmente la uso, es simplemente restringir la alimentación diaria a un lapso de tiempo específico, como un lapso de tiempo de ocho horas. He experimentado con versiones diferentes de alimentación programada en los últimos tres años y este es mi preferido, ya que es muy fácil de cumplir una vez que el organismo ha pasado del modo quema de azúcar al modo quema de grasa como combustible principal. En mi caso particular, pase en solo 6 meses de 135 kg a 85 kg y así me mantengo.

Dado que la grasa es un combustible que se quema lentamente, permite seguir adelante en su día sin sufrir de los choques energéticos dramáticos asociados con el azúcar. Y, si no se tiene hambre, no comer por varias horas no será un problema. Esto se hace todos los días hasta que su resistencia a la insulina/leptina haya mejorado, hasta que se normaliza su peso, presión arterial, proporción de colesterol o diabetes. Entonces se continúa haciéndolo tan a menudo como sea necesario para mantener el estado de salud. Utilicé un tiempo de seis horas hasta que empecé a quemar la grasa como combustible y ahora puedo comer en un lapso de 9 a 10 horas.

El cumplimiento siempre es un factor crítico en cualquiera de estos enfoques y parece que este es uno de los horarios más fáciles de ayuno intermitente que puede implementar. Esto es más que increíble para mí ver como los antojos de alimentos, literalmente desaparecen una vez que recupera la capacidad de quemar grasa como combustible. No se necesita tener una fuerza de voluntad de acero o tener enormes niveles de auto-disciplina para mantener este horario de comidas. Por supuesto que nos dará hambre, pero esta será apropiada y nos sorprenderemos de la cantidad tan reducida de comida que nos llenará por completo una vez que se recupere la flexibilidad metabólica. Ya no se dependerá del azúcar almacenada en el organismo como combustible principal.

¿Qué se debe comer en los días que no ayunamos?

Personalmente, recomiendo cuidado con una versión de ayuno intermitente que facilite la libertad de comer todo tipo de alimentos chatarra cuando no está ayunando, ya que esto, en mi particular opinión, es terriblemente contraproducente. Desde mi punto de vista no puedo estar de acuerdo con esta idea o con promoverla.

Debemos enfocar en el ayuno intermitente como estilo de vida, no como una dieta y eso significa elegir alimentos saludables cada vez que comemos. El objetivo es tratar de imitar los patrones de alimentación de nuestros antepasados, que era un patrón de abundancia y escasez constante. Además, si la combinación de comida chatarra y ayuno puede producir resultados metabólicos favorables, sólo imaginar los beneficios para la salud que obtendríamos si eligiéramos alimentos saludables cada vez que comemos.

Desafortunadamente, la Dra. Varady no destaca los peligros de los alimentos procesados y de las grasas trans particularmente. Su trabajo se centra principalmente en la cantidad, no en la calidad de las calorías. Una dieta saludable incluye minimizar alimentos procesados ricos en carbohidratos y reemplazarlos con grasas saludables como *el aceite de coco, aceite de oliva, aceitunas, mantequilla, huevos, aguacates y frutos secos.* También recomiendo tener cuidado con el consumo de proteínas y, además, asegurarse que la carne y otros productos de origen animal como los productos lácteos y los huevos provengan de animales orgánicos.

También quiero advertirle sobre comer enormes cantidades de fruta, creo que sería mejor si la mayoría de las personas se restringieran de comer cantidades excesivas de fruta, por lo menos hasta que su peso y salud se hayan normalizado. Si bien una dieta rica en frutas puede funcionar en algunas personas, al final es necesario tener en mente sus parámetros metabólicos y una estrategia más apropiada para obtener sus vitaminas y antioxidantes a través de vegetales.

Hablando de azúcar, si nos encantan los dulces o los postres, no nos desesperemos. Normalmente toma varias semanas el cambio de la quema de grasa como combustible principal, pero una vez que se logra, los antojos de alimentos poco saludables y carbohidratos desaparecerán automáticamente. Esto se debe a que ahora podemos quemar la grasa almacenada y no tenemos que depender de nuevos carbohidratos que se queman rápidamente como combustible. Una vez que hayamos logrado el peso corporal ideal y no tengamos diabetes, presión arterial alta o niveles anormales de colesterol, podemos ser menos riguroso con el ayuno. No obstante, lo ideal sería incorporar algún tipo de régimen de alimentación programado de vez en cuando, para asegurarnos de no volver a caer en los malos hábitos pasados.

¿Quién debería tener cuidado con el ayuno o evitarlo por completo?

Al principios de estas páginas indicaba brevemente algunas de las precauciones que tendríamos que llevar al decidir iniciar el Ayuno intermitente, así como las personas a las cuales, por diversas razones, no debieran seguirlo. Ahora especificaremos con mas detalle estas advertencias, consejos o consideraciones.

El ayuno intermitente, generalmente, es apropiado para la mayoría de las personas, pero si tiene diabetes o hipoglucemia, tiene que tener mucho cuidado. Las personas que deben evitar el ayuno son aquellas que viven con estrés crónico y los que tienen desregulación de cortisol. Las mujeres embarazadas o en lactancia también deben evitar el ayuno. Su bebé necesita gran cantidad de nutrientes, durante y después del nacimiento, y no hay ninguna investigación que apoye el ayuno durante este momento tan importante.

En cambio, mi recomendación sería enfocarse en mejorar su nutrición. Una alimentación con muchos alimentos crudos, orgánicos y ricos en grasas saludables, en combinación con proteínas de alta calidad, le darán a su bebé un buen estado de salud. También asegúrese de incluir, folato, omega-3 y muchos alimentos fermentados para optimizar su flora intestinal y la de su bebé.

La hipoglucemia es una condición caracterizada por un nivel anormalmente bajo de azúcar en la sangre. Comúnmente está relacionada con la diabetes, pero puede tener hipoglucemia incluso si no tiene diabetes. Los síntomas comunes de un choque hipoglucémico incluyen dolor de cabeza, debilidad, temblores, irritabilidad y hambre. A medida que sus niveles de glucosa en la sangre continúan bajando, se pueden presentar síntomas más severos, incluyendo:

- Confusión y/o comportamiento anormal

• Trastornos visuales, como visión doble y visión borrosa

• Convulsiones

• Pérdida del conocimiento

Una de las claves para eliminar la hipoglucemia es eliminar los azúcares, sobre todo de la fructosa de la alimentación. También es útil eliminar los granos y reemplazarlos con una gran cantidad de proteínas de calidad y grasas saludables. Se puede utilizar el aceite de coco para resolver algunos de estos problemas, ya que es una grasa que se metaboliza rápidamente y que puede sustituir al azúcar. De igual manera, puede ser utilizado durante el ayuno. Sin embargo, tomará algún tiempo para que los nivel de azúcar en la sangre se normalice.

Ha de ponerse mucha atención a los signos y síntomas de hipoglucemia, si se sospecha que se está teniendo un choque bajo, asegurarse de comer algo, como aceite de coco. Idealmente, se debe evitar ayunar si se tiene hipoglucemia, primero hagamos cambios en nuestra alimentación general para normalizar los niveles de azúcar en la sangre. Luego intentar versiones menos rígidas de ayuno.

Guia del ayuno intermitente

El ayuno es una de las intervenciones alimenticias más antiguas del mundo, y la ciencia moderna confirma que puede tener una influencia sumamente beneficiosa en su salud. El **Dr. Jason Fung,** un especialista del riñón (nefrólogo), quien ejerce su profesión en Canadá, ha escrito un importante libro que hace referencia acerca de este tema.

"The Complete Guide to Fasting: Heal Your Body Through Intermittent, Alternate-Day, and Extended Fasting" (La Guía completa aara hacer el Ayuno: Sane su cuerpo a través de un Ayuno Intermitente, en Días Alternados, y Extendidos), en coautoría con **Jimmy Moore**, que detalla cómo poner en práctica el ayuno y superar algunos de los problemas más comunes que pueden surgir, incluyendo los temores persistentes y mitos asociados con el ayuno extendido de agua.

Como la gran mayoría de los médicos, durante la primera década en que ejerció su profesión, el Dr. Fung seguía, las prácticas convencionales. Como especialista en trastornos renales, muchos de sus pacientes tenían diabetes tipo 2, como una causa principal de su insuficiencia renal.

Ayunar ayuda a revertir la Diabetes y los Trastornos de Salud relacionados.

Cuando a través de su experiencia y ser consciente de ello, fue claro para él, que el tratamiento convencional de la diabetes tipo 2 era un grave error.

A pesar de que los pacientes hicieron el mejor de los esfuerzos para controlar su **diabetes**, al tomar su insulina y una alimentación recomendada y así sucesivamente; aun así, era un hecho que tendrían complicaciones tales como una enfermedad renal, requerirían diálisis, necesitarían amputaciones, o quedarían ciegos.

"Como médicos, nos hemos capacitado para administrar los medicamentos, pero es obvio que esto no funciona", dice. "La respuesta es bastante obvia. Porque si la diabetes tipo 2 es en gran medida la causa de las enfermedades renales; entonces, no será capaz de tomar alguna acción contra la enfermedad renal, hasta que solucione el problema de la diabetes.

Más o menos, ahí fue por donde empecé. Entonces pensé, Todo el mundo dice que la diabetes tipo 2 es un tipo de enfermedad crónica progresiva... Esto solo tiene una solución". Pero, en realidad, si lo analiza, la diabetes tipo 2 no es eso en lo absoluto...

Si desea deshacerse de la diabetes tipo 2; primero, tiene que deshacerse de la obesidad... Así es como ayudará a las personas de la mejor manera. Empecé a analizar acerca de lo que causa el aumento de peso... Desde luego que no son las calorías. Ese es un gran malentendido. Es por eso que no hemos tenido éxito en el tema de la pérdida de peso, porque perseguimos el objetivo equivocado...

En realidad, se trata de un equilibrio hormonal, y más que nada, está relacionado con la insulina. Tenemos que disminuir los niveles de insulina. Los tipos de alimentación que son bajas en carbohidratos, son una forma de disminuir los niveles de insulina...

En algunas personas, esto revertirá su diabetes... Empecé a seguir una alimentación baja en carbohidratos que no funcionaba. El problema fue que, para las personas, era un poco complicada de seguir...

*Tenía que hacer que fuera más sencillo... Y pensé, **¿Por qué no hacemos un ayuno?**... Este método se ha utilizado durante miles de años... Empecé a buscar información científica... En realidad, proporciona una gran cantidad de beneficios que no habíamos reconocido.*

Parte de ello, también se debió a como nos han educado, Tienes que comer continuamente. Pero, en realidad, eso no es cierto. Si lo analiza, en el pasado… posiblemente pasaban muchos días en los que las personas no comían…

Eso es realmente para lo que está destinada la grasa organismo. En realidad, simplemente almacena el combustible; la energía que obtiene de los alimentos. Recurrimos a esto cuando ayunamos.

Eso es todo lo que ocurre. No hay efectos secundarios graves o consecuencias por realizar un ayuno. Si los hubiera, lo habríamos sabido hace varios miles de años. Pero no hubo. Ese fue mi punto de partida".

El Dr. Fung comenzó a utilizar a implementar el ayuno, e indicó que, los resultados fueron "increíbles". Él fue capaz de retirarles la medicación a muchos pacientes; ellos han perdido peso, informan que tienen mayores niveles de energía, y su diabetes fue revertida.

"Esta es la razón por la que estudiamos medicina: Para mejorar a las personas. Y por primera vez, esto era lo que ocurría. Antes, durante 10 años, lo único que hice fue observar a las personas empeorar hasta que les indicaba

realizar diálisis. Pero realmente, ese no era el camino a seguir", dice.

La primera vez que trató de implementar clínicamente este programa, no había ninguna guía formal que pudiera seguir, que es lo que le inspiró para escribir "**The Complete Guide to Fasting**" (La Guía completa para hacer el Ayuno). A través de su propia experiencia clínica, ha creado una guía que cualquiera puede utilizar para beneficiarse.

"Cuando las personas inician, son muy escépticas. Creen que es una pésima idea. Pero luego regresan y la adoptan completamente.

Dice: "Piensan que, esta es la mejor opción. Debido a que pierden peso, observan que las dosis de sus medicamentos disminuyen, sus niveles de azúcar son menores. Para ellos, es obvio que realmente están mucho más saludables".

"Y todo esto es sin recurrir a los medicamentos. Intentamos quitarles los medicamentos. Estos son una solución totalmente artificial. Verdaderamente, deja que su cuerpo elimine por sí mismo todo el exceso de azúcar y grasas.

Y no hay nada malo en ello. Es gratis y está disponible. Todo lo que tenemos que hacer es decirles a las personas acerca de esto, y que pueden aliviarse a sí mismas, lo cual es increíble".

Si padece obesidad, la cetosis nutricional es otro excelente protocolo alimenticio.

La **Dra. Jeanne Drisko**, titular del Centro Medico Integrativo de la Universidad de Kansas, ha utilizado **un protocolo cetogénico en un entorno clínico** desde hace muchos años.

El reto es aplicarlo y cumplirlo. La cetosis nutricional es más complicada que realizar un ayuno. Además, el ayuno puede ser un proceso más rápido. En vez de esperar semanas o meses para que su cuerpo se regule ascendentemente, y de nuevo, sea capaz de metabolizar la grasa eficazmente, en realidad el ayuno se brinca esta etapa.

Como romper los Mitos acerca del Ayuno intermitente.

La obra del Dr. Fung es muy útil, porque proporciona unas directrices básicas para hacer el ayuno que son fáciles de seguir, y analiza algunos de los mitos y temores más comunes que evitan que muchas personas apliquen el programa del ayuno.

Un mito común es que el ayuno causa pérdida de masa muscular. El libro describe de forma clara el proceso de catabolismo proteico, al explicar la manera en la que el organismo realmente regula de forma descendente el catabolismo proteico y regula ascendentemente las hormonas de crecimiento, en respuesta al ayuno.

"Si sigue la bioquímica, su organismo almacena la energía en forma de glucógeno en el hígado, que son enlaces o cadenas de azúcar, y luego la almacena como grasa corporal. Al realizar el ayuno, empieza a quemar todo el glucógeno que se encuentra en el hígado, que es todo el azúcar. Allí llega a un punto donde el exceso de algunos aminoácidos, presentes en su cuerpo, también necesita ser quemado.

Es donde las personas dicen, "En este punto es donde se quema el músculo". Pero, eso no es lo que sucede en realidad. El cuerpo nunca regula ascendentemente su catabolismo proteico. Nunca quema los músculos; hay una continua rotación normal.

Existe cierta cantidad de proteínas que necesita para hacer una rotación regular. Al iniciar el ayuno, comienza a disminuir y luego aumenta la oxidación de las grasas. En esencia, lo que ha hecho es cambiar de quemar azúcar a quemar grasas. Una vez que comienza a quemar grasas, se produce casi una cantidad ilimitada de calorías. Podría continuar así durante días y días.

Lo que es interesante es que, si se toma ½ kilo de grasa, es alrededor de 3.500 calorías. Si consume aproximadamente entre 1.800 y 2.000 calorías diarias, necesita dos días completos de ayuno para quemar ½ kilo de grasa, lo cual es muy sorprendente para las personas.

Si trata de perder 50 kilos, teóricamente podría realizar 200 días de ayuno, solo para quemar toda esa grasa... Las personas se preocupan acerca de realizar un ayuno durante 24 horas. Pienso como, "Podría hacerlo durante 200 días". Luego, es como, "OK. Tal vez esté bien pasar 24 horas sin comer".

Otro típico temor es que el ayuno es igual a la inanición, lo cual no es verdad. En primer lugar, el hambre es una situación forzada sobre la que no tiene ningún tipo de control, mientras que el ayuno es opcional; lo controla por completo.

Asimismo, muchas personas creen que no pueden o no deben ayunar porque esto provocará que su cuerpo entre en "modo de inanición", una situación en la que el cuerpo comienza a aferrarse a la grasa en vez de quemarla.

"A lo que se refieren es al punto en donde el metabolismo corporal comienza a disminuir tan significativamente, que, en vez de quemar 2.000 calorías diarias, su cuerpo podría quemar 1.000 calorías por día.

Por ejemplo, en ese caso, incluso si solo consume 1.500 calorías diarias, aumentará de peso otra vez. Realmente, eso es lo que ocurre cuando reduce la cantidad de calorías que consume. Sabemos que... Conforme disminuye su consumo de calorías, también reduce su gasto de calorías.

Verdaderamente, si solo lo intenta y disminuye su consumo de calorías, el modo de hambre está garantizado. Pero lo que es interesante es que el ayuno no hace esto. Lo que sucede es que durante el ayuno... Realmente, después de cuatro días de realizar el ayuno, la tasa metabólica basal es 10% más alta que cuando comenzó.

El cuerpo no se ha detenido del todo. De hecho, lo que ha hecho es que ha intercambiado sus fuentes de combustible. Cambio de quemar alimentos a quemar grasa corporal. Una vez que quema grasa corporal, es como, "Hey, hay una gran cantidad de esto. Quememos nuestras 2.000 calorías…"

También, esta es la razón por la que hacer el ayuno tiende a aumentar los niveles de la energía contraria a sentirse agotado. Si tiene sobrepeso y con falta de energia, hacer un ayuno le ayuda a acceder a toda esa energía que se encuentra en el organismo, a la cual no tenía acceso previamente.

El ayuno obliga al organismo a comenzar a acceder a esas reservas de energía, y una vez que esto sucede, de repente el organismo tiene un suministro casi ilimitado de energía.

Hacer ayuno también le ayuda a mejorar otros sistemas bioquímicos corporales. Hay interacción entre los sistemas hormonales, como el objetivo en la rapamicina en mamíferos (mTOR), la proteína quinasa activada por AMP (AMPK), leptina e IGF-1, los cuales son optimizados correctamente durante el ayuno.

También, mejora la función mitocondrial, que permite a las mitocondrias que se regeneren. Así que no es simplemente encender un interruptor de enzimas para quemar grasa; se trata de un proceso muy complejo que regula ascendentemente para estar saludable.

La insulina es la principal hormona que le indica al organismo si debe almacenar energía o quemarla. Cuando comemos, introducimos calorías y los niveles de insulina aumentan. Tener niveles más elevados de insulina indica que el organismo debe almacenar energía.

Cuando los niveles de insulina disminuyen, esto le indica al organismo que debe liberar energía. Cuando desarrolla una resistencia a la insulina, los niveles de insulina permanecen crónicamente elevados; por lo tanto, el organismo entra en un modo de almacenamiento de grasa constante.

Al no tener la señal de quemar energía, termina por sentirse cansado y lento. Tiene una gran cantidad de combustible disponible, pero todo se encuentra "encerrado" en las células de grasa, y permanecerá sin estar disponible hasta que el organismo recibe la señal apropiada, menores niveles de insulina. Asimismo, esta es la razón por la qué es tan difícil perder peso cuando tiene resistencia a la insulina.

La clave para romper este ciclo es mantener bajos niveles de insulina por períodos de tiempo, y esto es el motivo por el que hacer un ayuno puede ser tan beneficioso. El ayuno reduce la insulina más intensamente que cualquier otra estrategia, lo que posteriormente permite que la energía almacenada, grasa corporal, sea utilizada de nuevo.

"Esa es la razón por la que comienza a utilizar algunas de sus reservas de grasa y no tiene hambre, porque en esencia, consume su propia grasa. Esa es la otra cuestión por la que las personas siempre se sorprenden.

El Dr. Fung explica: *Cuando regresan, suelen decir, "Hey, realmente no tengo tanta hambre". Pienso como, "Eso no me sorprende, ya que su cuerpo quema grasa. Si quema grasa corporal, no necesita comer".*

"Hablamos mucho acerca de lo que debemos y no debemos comer. Pero nunca hablamos acerca del horario para comer, asegúrese de tener largos periodos de tiempo donde no

consuma alimentos. Cuando analizamos la palabra desayuno (breakfast).

Eso significa terminar el ayuno. Esa es la comida que finaliza el período de ayuno. Esto implica dos cosas: primero, que el ayuno es parte de la vida cotidiana. Pero, nos hemos olvidado de eso. Creemos que es hacer algún tipo de esfuerzo, pero no lo es. Debemos ayunar todos los días.

Si equilibra sus períodos de alimentación y ayuno, mantendrá un balance. Si siempre se mantiene en la fase de alimentación, entonces estará desequilibrado y subirá de peso. Segundo, significa que puede finalizar el ayuno en cualquier momento.

No tienen que ser las 8:00 de la mañana. Puede terminar el período de ayuno en cualquier momento del día, o puede comer dos días después.

Esto no tiene tanta relevancia... Incluso cuando las personas no tienen hambre, se obligan a sí mismas a comer algo... Forzarse a comer cuando no tiene hambre no es una buena estrategia para perder peso. Lógicamente, no tiene sentido. Pero este tipo de pensamientos ilógicos se propagan, y entonces se convierten en el tipo de recomendaciones alimenticias convencionales".

Hay muchas formas de hacer un ayuno prolongado. Las siguientes son algunas de las variaciones más comunes:

•**Ayuno de agua**. Esto es exactamente lo que parece: No come; solo bebe agua durante varios días seguidos, generalmente, no menos de 24 horas.

•**Bebidas sin calorías, junto con agua**. Una ligera variación en el ayuno de agua es incluir otras bebidas sin calorías, tales como té de hierbas y café , sin leche, azúcar u otro endulzante, incluyendo endulzantes artificiales sin calorías.

•**Variación del caldo de hueso**. Otra variación que el Dr. Fung recomienda a menudo para hacer ayunos más extensos, es utilizar el caldo de hueso. Además de las grasas saludables, el caldo de hueso también contiene una gran cantidad de proteínas, así que no es realmente un verdadero ayuno.

Aun así, en su experiencia clínica, muchas de las personas que toman caldo de hueso, además de agua, té y café, experimentan buenos resultados. Según el Dr. Fung *"Si obtiene los resultados que desea y esto hace que sea más fácil seguir el programa, entonces debería hacerlo". "Si comienza a recibir malos resultados con el ayuno de grasas o ayuno de caldo de hueso, puede realizar únicamente el clásico ayuno de agua".*

•**Ayuno de grasas**. En este, consume grasas saludables durante el ayuno, además de agua y/o bebidas sin calorías. Aunque probablemente no consuma una barra de mantequilla; por ejemplo, puede tomar un café saludable (café negro con mantequilla, aceite de coco o aceite de triglicéridos de cadena media (MCT). Alternativamente, podría añadir grasas a su té.

Las grasas alimenticias producen una respuesta de insulina mucho menor, y ya que mantiene bajos sus niveles de insulina, todavía recibe la mayoría de los beneficios del ayuno a pesar de consumir una gran cantidad de calorías.

Agregar grasas saludables, tales como mantequilla, aceite de coco, aceite MCT y aguacate, puede ocasionar que la experiencia del ayuno sea mucho más fácil. *"A muchas personas les ha ido muy bien con este tipo de ayuno de grasas"* señala el Dr. Fung, y añade *"Estoy a favor de cualquier cosa que incremente sus probabilidades de tener éxito".*

Puede usarse regularmente el té de Pau d'arco. Contiene beta-lapachona, que regula ascendentemente NAD +, un importante mecanismo de transferencia de electrones y molécula de señalización mitocondrial. Para eso, agregar un poco de aceite de coco, aceite MCT C8, mantequilla y una pequeña cantidad de estevia. Contiene alrededor de 400 o 500 calorías por taza.

Parte de la clave, es evitar la proteína que inhibe la mTOR. Aunque el nivel de proteína en el que puede contrarrestar los beneficios del ayuno es diferente de una persona a otra, el Dr. Fung cree que probablemente observe resultados, siempre y cuando se mantenga por debajo de los 10 o 20 gramos de proteína diarios.

Como recordatorio, las proteínas aumentan los niveles de insulina, aunque no de la misma manera en que lo hacen los carbohidratos netos. Es probable que consumir un exceso de proteínas sea más dañino en términos metabólicos que consumir un exceso de carbohidratos.

El Dr. Fung dijo: *"Recientemente, analicé algunos datos donde estaba graficado el azúcar en la sangre en relación con el nivel de cetonas. Las cetonas comienzan a aumentar a medida que el nivel de glucosa en la sangre disminuye pero esa variación cambia de persona a persona".*

"Por ejemplo, si nos fijamos en las personas que padecen diabetes tipo 2, estas tienen una pendiente muy pronunciada. Esa es su glucosa en la sangre, incluso a medida que disminuye, las cetonas no aumentan.

Probablemente, esa sea la razón por la que se sienten tan mal, porque no obtienen los niveles adecuados de cetonas. La glucosa en la sangre disminuye, lo que debería ocurrir, pero el cuerpo debería producir cetonas como combustible cerebral; sin embargo, no lo hace.

En esos casos, en realidad algunas de las mezclas de grasas y cetonas exógenas podrían hacer que las personas superen fácilmente este proceso. A medida que su cuerpo se adapta a las grasas, que puede tomar de dos semanas a un mes, lo cual no debería ocurrir nunca más...

Si nunca ha ayunado y realiza un ayuno de tres días, puede sentirse bastante mal. Les decimos a las personas que eso puede ocurrir. Puede continuar o puede tomar un descanso, y dejar que su organismo se adapte un poco más a ello".

Lo mismo aplica con la sensación de hambre, que tiende a aumentar mucho más al segundo día de realizar el ayuno. No obstante, para el quinto o sexto día, el hambre prácticamente desaparece.

Contraindicaciones Importantes.

Aunque posiblemente, el 80% de las personas se beneficie con el ayuno de agua, existen varias contraindicaciones absolutas. Si alguna de las siguientes situaciones ocurre, NO debe realizar un tipo de ayuno extendido:

• **Bajo peso**, se define como tener un índice de masa corporal (BMI) de 18,5 o menos.

• **Desnutrición**, en cuyo caso es necesario comer más saludablemente, y alimentos más nutritivos.

•Los niños no deben ayunar durante más de 24 horas, ya que necesitan nutrientes para continuar con su desarrollo. Si su hijo tiene que bajar de peso, un enfoque mucho más seguro y apropiado es disminuir su consumo de azúcares refinados y granos.

El ayuno es peligroso para los niños, ya que disminuye TODOS los niveles de nutrientes, incluyendo aquellos de los que necesitan tener un suministro constante.

• Mujeres embarazadas y/o en período de lactancia. Una madre necesita tener un constante suministro de nutrientes, con el fin de asegurar el crecimiento y desarrollo de un bebé sano, por lo que hacer un ayuno durante el embarazo o lactancia simplemente es demasiado arriesgado para un niño.

Las personas que tomen medicamentos deben tener mucho cuidado.

Es necesario tener cuidado al hacer un ayuno en caso de tomar medicamentos, ya que algunos podrían necesitar ser tomados con alimentos. Esto incluye la metformina, aspirina y otros medicamentos que pueden causar úlceras o malestares estomacales.

Los riesgos son especialmente altos si toma medicamentos para diabetes. Si toma la misma dosis de medicación, pero no come, corre el riesgo de tener bajos niveles de azúcar en la sangre (hipoglucemia), lo que puede ser muy peligroso.

Por lo tanto, si toma medicamentos para diabetes, debe adaptar las dosis de su medicamento antes de hacer el ayuno. Si su médico no está de acuerdo o familiarizado con el ayuno, lo mejor será que encuentre otro médico que tenga cierta experiencia en esta área, para que le pueda orientar acerca de cómo puede hacerlo de manera segura.

Considere que la hipoglucemia es diagnosticada de mejor manera según sus síntomas, contrario a cualquier conteo específico de glucosa en la sangre. Se debería utilizar un contador continuo de glucosa, durante 24 horas.

También, se debe considerar que, si se tiene niveles elevados de ácido úrico, hacer un ayuno puede ocasionar la gota. El ayuno tiende a aumentar sus niveles de ácido úrico debido a que sus riñones aumentan la reabsorción del ácido úrico cuando al no come. La mayoría de las personas no experimentarán un problema, pero si padece **gota** debe consultar con su médico acerca del ayuno.

Datos interesantes acerca del Ayuno y el horario de las comidas

¿EL AYUNO PREVIENE ENFERMEDADES?

Nuestro organismo es una maravilla de la ingeniería, y cuanto más podamos trabajar con él y no en contra, posiblemente estaremos más saludable. Consideremos lo siguiente:

El ayuno intermitente implica programar las comidas de tal manera que tenga un período de ayuno diario.

Por lo general, consumir todas las comidas dentro de un límite de seis o siete horas. Personalmente, cuando empecé el ayuno intermitente, decidí omitir el desayuno.

No obstante, al estudiar la función mitocondrial, no es una buena idea comer muy tarde en la noche, porque es cuando el organismo se prepara para descansar, regenerarse y repararse. Comer en la noche crea un excedente de adenosina trifosfato (ATP), que simplemente generará una cantidad excesiva de especies reactivas del oxígeno (ROS) dañinas.

"Hay algunos datos interesantes acerca de esto", Según el Dr. Fung. *"Si observamos la respuesta a la insulina, la insulina provoca que aumente una gran cantidad de peso. Pero si consume los mismos alimentos antes de acostarse en comparación con al mediodía; al final del día, realmente obtendrá una respuesta a la insulina más elevada, lo cual es interesante y no es bueno.*

De hecho, considero que lo mejor es consumir la comida más fuerte del día aproximadamente a la hora de almorzar, en las primeras horas alrededor de la tarde, y luego consumir su comida más ligera en la noche, y al día siguiente.

Creo que ahí hay un detalle… Esto no tiene tanta ciencia, y creo que es bastante lógico. En cuanto a las ventajas de hacer un ayuno, la clave para entenderlo es que el ayuno es casi lo contrario a todos los tipos de alimentación que existen. Es por eso que es tan exitoso.

Tiene demasiadas ventajas: No le complica su vida. De hecho, simplifica su vida. No cuesta nada de dinero; por lo que, le ahorra dinero. No le quita tiempo; por lo tanto, le ahorra tiempo, ya que no tiene que cocinar, no tiene que comer, no tiene que hacer nada. No tiene que planificarlo.

Le beneficia en muchas formas diferentes. Puede agregarlo a cualquier tipo de alimentación. Si es vegetariano, aun así, puede hacer un ayuno. Si no come frutos secos, tiene una alergia a la carne, si no puede cocinar, aun así, puede realizarlo. Cualquier tipo de alimentación puede beneficiarse del ayuno.

Es una estrategia muy poderosa. Puede continuar haciendo el ayuno tanto como lo desee, hasta que obtenga los beneficios que quiere. El récord mundial es de 382 días. Puede pasar mucho tiempo alimentándose de su propia grasa corporal".

A menos que se encuentre en cualquiera de los grupos contraindicados, el ayuno es una estrategia segura.

Incluso, pacientes muy enfermos lo han realizado y mejorado su salud en el proceso. Durante los últimos cinco años, el Dr. Fung ha utilizado el ayuno de agua, y sus variaciones, en su práctica clínica.

En ese momento, él lo aplicó en más de 1.000 pacientes en diferentes regímenes de ayuno. A algunos les va sumamente bien. Un hombre de alrededor de 50 años, había tenido problemas de diabetes durante dos décadas. En dos semanas fue capaz de dejar de tomar todos sus medicamentos para controlar la diabetes. Su azúcar en la sangre volvió a la normalidad sin necesidad de utilizarlos.

"Entonces, su hermana vio que le iba realmente bien, y empezó a hacerlo. Ella tomaba tres pastillas para la diabetes.

En un mes, dejó de tomarlas. Ella dejó de tomar otros dos medicamentos para la presión arterial y pastillas para el colesterol.

Como dijo el Dr. Fung: *Logramos que dejara de tomar seis medicamentos en un mes y medio. Eso es increíble. Obviamente, lo hicieron muy bien. Pero eso es solo para mostrar lo que puede suceder cuando toma algunas de estas acciones".*

"Inicialmente, había una gran cantidad de escepticismo. Todo el mundo pensó que estaba loco. Pero ahora recibo mucho apoyo de mi propia área local, porque todo el mundo ha visto los resultados. En mi hospital, cuento con una gran cantidad de médicos que lo realizan.

Una vez que observan los resultados por sí mismos, son como... "Esto es increíble". Empiezan a derivarme los pacientes y dicen: "Quiero que mis pacientes obtengan estos beneficios".

Porque saben que no pueden proporcionar ese tipo de ambiente de apoyo que podemos ofrecer, que hemos establecido en nuestra clínica, donde de alguna manera anticipamos sus problemas, les proporcionamos apoyo, recursos en línea, libros...

Para poder tener éxito. Esa es la clave: Tener aceptación. Hay tantos detractores por ahí que dicen: "No deberías hacer esto. No puedes hacer esto". Pero ahora, dentro de mi propia área local, realmente observamos que somos sumamente manipulados por eso, porque es innegable".

Su propia experiencia ha ahecho posible que el Dr. Fung haya escrito un excelente libro acerca de la forma de aplicar un ayuno prolongado.

Lo más probable es que, a menos que tome medicamentos, no requerirá que le ayude un médico consultor. Es bueno tenerlo, pero lo más probable es que pueda controlarlo por su cuenta.

Otro sitio web útil es DietDoctor.com, donde se puede encontrar una gran cantidad de información acerca del ayuno intermitente. El Dr. Fung también contribuye con este sitio.

El Dr. Fung dice: *"Supongo que, el mensaje más importante, es que la salud realmente le pertenece, como para volver a estar saludable, para dejar atrás a todos los proveedores de medicamentos y las personas que solo quieren que tome medicamentos, y aquellos que le dicen que no lo logrará y siempre tendrá diabetes tipo 2".*

"Las soluciones están allí. Todo se encuentra al alcance. Solo requiere tener el conocimiento correcto... Como médicos, los siglos XIX y XX estuvieron vinculados con los medicamentos, porque tuvimos una gran cantidad de infecciones. Eso fue un excelente ejemplo.

Entonces, tomaba los antibióticos y mejoraba. Pero, en la actualidad, conforme avanzamos en el siglo XXI, todo está relacionado con las enfermedades metabólicas. Todas están enfermedades son causadas por la alimentación. El problema es que intentamos utilizar medicamentos para abordar enfermedades alimenticias.

Y entonces, nos preguntamos por qué nuestros medicamentos no funcionan. Es porque la premisa está totalmente equivocada. Es como traer puesto un snorkel en una carrera de bicicletas. Simplemente, es algo que no concuerda. Debemos dejarlo atrás y evolucionar".

Acciones que ayudan a llevar el Ayuno intermitente

¿EL AYUNO PREVIENE ENFERMEDADES?

Dave Asprey, un emprendedor de Silicón Valley, fundador y director ejecutivo de **bulletproof.com**. Cuenta su experiencia partícula en su libro: **"Fast This Way: Burn Fat, Heal Inflammation, and Eat Like the High-Performing Human You Were Meant to Be"**.

El libro trata sobre el ayuno y todos sus beneficios. **¿Es para todos?** No, y él será el primero en admitirlo. Pero puede beneficiar a la mayoría de nosotros, en especial a los que tenemos sobrepeso u obesidad. En su libro, Asprey cuenta su propia experiencia con el ayuno y lo que aprendió a lo largo del camino.

"La palabra ayuno se relaciona con el dolor, y quiero enseñarles a las personas algunos trucos para el ayuno", dice Asprey. *"También incluí un capítulo completo para las mujeres, ya que el ayuno no funciona igual para todas las personas y no existe uno que sea mejor. La evidencia demuestra que ayunar de la misma manera todos los días tal vez tampoco sea la mejor estrategia.*

Entonces, ***¿cómo ayunar fácilmente cuando tiene cosas que hacer?***

Como señaló Asprey, una preocupación común es que el ayuno coloque a su cuerpo en un modo de inanición, evitando así la pérdida de grasa. Esta es una creencia persistente, pero no es verdad. Dicho esto, algunas estrategias activarán el modo de inanición, como cuando consume una alimentación baja en calorías durante meses. Asprey cuenta una historia personal que resume este dilema:

"En mi intento por perder 100 libras, hacía lo que todos decían que funcionaba. Iba al gimnasio una hora y media al día, seis días a la semana, hacía ejercicios cardiovasculares hasta que pude sacarle el mejor provecho a todas las máquinas y también hacía 45 minutos en la caminadora en un ángulo de 15 grados y con una mochila.

Además, seguí una alimentación baja en grasas y calorías. Después de 18 meses llegué a un Carl's Jr. con amigos. Comía una ensalada de pollo sin pollo ni aderezo y mis amigos comían hamburguesa doble de queso con tocino. Miré a mi alrededor y dije: "Hago más ejercicio que todos mis amigos y como menos que ellos, aunque en realidad soy más alto. Quizás estoy comiendo demasiada lechuga".

Tener una cintura de 116 cm después de tanto ejercicio, una alimentación baja en calorías, todo el sufrimiento y el hambre intensa. Dios mío, la sensación de fracaso personal que viene con eso, es una cosa que detiene a la gente y nos hace mantenernos pesados.

Lo que sucede allí es que hay un punto de ajuste del hambre causado por la grelina, una de las hormonas del hambre. Es un precursor de la leptina. La investigación demostró que pierde peso con una alimentación baja en calorías o con mucho ejercicio, y yo hacía ambas cosas, pero su punto de ajuste de hambre será el punto de ajuste de grasa y siempre será así.

Lo que convierte su punto de ajuste para el hambre en su peso real en lugar de que su peso de grasa sean las cetonas. Entonces, si tuviera que ayunar durante un par de días o usar los trucos de ayuno de los que hablo en el libro, existen tres trucos de ayuno para reducir el hambre y dos de ellos le ayudarán a aumentar sus cetonas; incluso una sola dosis restablecerá sus niveles de hambre".

Como explica Asprey, la pérdida y el aumento de peso por la dieta yo-yo se producen porque sigue la alimentación incorrecta. Los principios alimenticios para perder el exceso de peso incluyen:

- Obtener al menos la mitad o más de sus calorías diarias de grasas saludables
- Comer el tipo y la cantidad correcta de proteína
- Evitar los alimentos inflamatorios, incluyendo los vegetales inflamatorios (los culpables incluyen lectinas y ácido oxálico)
- Tener períodos de tiempo en los que ayuna (abstinencia de alimentos)

Entonces, **¿cuáles son los principales beneficios del ayuno? ¿Es solo la facilidad para perder peso?** Como lo explicó Asprey, existen otros beneficios del ayuno además del hecho de que el exceso de peso disminuirá. Es importante comprender que el principal beneficio del ayuno es que mejora la producción de energia del cuerpo.

Esto a su vez tiene varios beneficios, uno de los cuales es la reducción del nivel azúcar en la sangre, que permitirá evitar la resistencia a la insulina, disfunción metabólica y todas las enfermedades relacionadas con el envejecimiento. Como señaló Asprey, si puede evitar las enfermedades cardiovasculares, cáncer, diabetes y la enfermedad de Alzheimer, es muy probable que viva más tiempo, ya que estas son las principales causas de muerte.

El ayuno también contribuye al antienvejecimiento porque mejora la autofagia en sus mitocondrias y células. La autofagia es un proceso natural que limpia y desintoxica sus mitocondrias y células. Al descomponer los orgánulos viejos y dañados, puede desarrollar otros nuevos para reemplazarlos. Y, con mitocondrias nuevas y saludables, su cuerpo puede producir más energía y de manera más eficiente.

Como dice Asprey: *"Ese es un lado del ayuno que no se aprecia". "El entrenamiento en intervalos de alta intensidad hará algo similar, pero cuando se combina con el ayuno, su cuerpo dice "deseche esas cosas viejas". Es como una serpiente que muda de piel. El proceso de autofagia es lo que en realidad importa".*

Como se mencionó anteriormente, casi la mitad o más de las calorías diarias deben provenir de las grasas, pero es importante evitar ciertos tipos de grasas. Estoy convencido que el exceso de ácido linoleico omega 6 (LA), podría ser la causa principal de las enfermedades.

El ácido linoleico constituye cerca del 90 % de los omega-6 de la alimentación y es la causa principal de casi todas las enfermedades crónicas. Aunque se considera como una grasa esencial, actúa como un veneno metabólico cuando se consume en exceso.

Esto sucede porque las grasas poliinsaturadas como el LA son muy susceptibles a la oxidación. La grasa se descompone en subcomponentes dañinos como los productos finales de la lipoxidación (ALES) y los metabólicos oxidados de LA (OXLAMS) a medida que se oxida. Estos ALES y OXLAMS son los que causan el daño.

Un tipo de producto final de la lipoxidación (ALE) es el 4HNE, el cual es un mutágeno conocido por dañar el ADN. Los estudios demostraron que existe una correlación precisa entre los niveles elevados de 4HNE y la insuficiencia cardíaca. El LA se descompone más rápido en 4HNE cuando se calienta, por esa razón los cardiólogos recomiendan evitar los alimentos fritos. Consumir ácido linoleico que produce ALES y OXLAMS son un factor importante para el cáncer.

El HNE y otros ALES son muy dañinos incluso en pequeñas cantidades. Aunque el exceso de azúcar es malo y se debe limitar a 25 gramos por día máximo, no se oxida como lo hace el LA, por lo que no es tan dañino.

Los aceites vegetales procesados son una fuente principal de ácido linoleico, pero incluso las fuentes alimenticias reconocidas por sus beneficios lo contienen, lo cual puede ser un problema si se consumen en exceso. Tal como sucede con el aceite de oliva y el pollo criado de manera convencional que se alimenta con granos ricos en LA.

Muchas personas comprenden que la proporción de omega-6 a omega-3 es muy importante y debería ser de 1 a 1 o 4 a 1, mientras que aumentar el consumo de omega-3 no contrarresta el daño causado por el exceso de ácido linoleico. Es necesario minimizar los niveles de omega-6 para evitar daños.

De forma contraria a la creencia popular, el ayuno no tiene por qué ser difícil ni doloroso.

En su libro Asprey detalla tres trucos para el ayuno. El primero es su nivel de cetonas. Como explicó Asprey, las hormonas del hambre comienzan a cambiar cuando su nivel de cetonas llega por debajo de 0,5, que aún no es el nivel en el que ingresa a la cetosis nutricional. Asprey explica lo siguiente:

"La grelina disminuirá a 0,38, por lo que casi no habrá cetonas. El hambre que acompaña a la grelina se mitiga. Pero también existe la hormona de la saciedad y es la que lo hace sentir satisfecho, la cual se llama CCK o colecistoquinina. Cuando alcanza los niveles de 0,48 la CCK lo hace sentir satisfecho. Entonces, si puede elevar sus cetonas a ese nivel por la mañana, no prestará atención a la comida.

El primer paso para subir de nivel es el café negro sin micotoxinas; eso es lo que ofrecen los granos Bulletproof. Investigué sobre esto. Cualquier cosa que cause inflamación le dará hambre porque la inflamación solo significa que los electrones que deberían impulsar sus pensamientos crearán inflamación en el cuerpo. Deben ir a alguna parte.

Estas toxinas están presentes en cantidades muy pequeñas. El café que tiene más de cinco partes por millón es ilegal en China, Japón y Europa, pero se envía a los Estados Unidos y nos preguntamos por qué tenemos mucha hambre dos horas después de tomar café y por qué queremos agregarle azúcar.

En realidad, todo tiene relación con las toxinas y no con el café. Un estudio en la Universidad de California, en San Diego, es muy interesante. Descubrieron que la cantidad de cafeína en dos tazas pequeñas de café negro duplicará la producción de cetonas.

La segunda forma es hacer que el café sea "bulletproof". Y lo que eso significa es que los granos no contengan micotoxinas y que pueda agregar un poco de aceite MCT al café. El MCT de cadena de 8 carbonos (C8) es el correcto. EL MCT C8 aumenta las cetonas cuatro veces más que el aceite de coco. Luego se recomienda agregar mantequilla y licuar o agitar".

Asprey financió una investigación en la Universidad de Washington con el **Dr. Gerald Pollack**, quien determinó que cuando el agua se mezcla con mantequilla de animales alimentados con pastura o aceite MCT, crea una zona de exclusión (EZ) muy grande en el agua, y esta EZ es importante durante el ayuno.

Cuando bebe agua normal, su cuerpo la absorbe y la coloca cerca de las membranas celulares que están formadas por pequeñas gotas de grasa. El calor corporal calienta el agua, la convierte de agua pura a agua EZ, que su cuerpo necesita para producir ATP y otros procesos biológicos, incluyendo la autofagia y el plegamiento de proteínas.

Explica Asprey: *"Si le agrega ese poquito de mantequilla y aceite MCT y lo mezcla por la mañana, el MCT aumentará sus niveles de cetonas de manera significativa. Pude llegar a 0,5 con solo un café Bulletproof. Pero también puede obtener esta agua en forma de café que ya está preparado para que su cuerpo la use para quemar grasa y producir energía".*

"Es por eso que consumir un poco de mantequilla y beber una taza de café no será suficiente. Es un proceso diferente. Y encontré muchas diferencias al hacer eso. Descubrí que, para las mujeres, en particular, comenzar con este régimen es de gran ayuda, en especial si tienen más de 40 años".

El tercer truco de ayuno es asegurarse de obtener la cantidad suficiente de fibra prebiótica. De acuerdo con Asprey, el ayuno a largo plazo o seguir una alimentación carnívora y sin carbohidratos durante períodos prolongados de tiempo, sin volver a incluir carbohidratos saludables, puede alterar la microbiota intestinal, lo que a su vez puede causar interrupciones del sueño.

Agregar prebióticos a su café matutino es compatible con el ayuno y reducirá el hambre.

Cuando alimenta a sus bacterias intestinales con prebióticos, convierte los prebióticos en ácido propiónico y ácido butírico (butirato). El butirato es muy procetogénico.

"De hecho, puede entrar en un estado de cetosis al tomar cápsulas de butirato". Dice Asprey. "Si quiere una cantidad más alta de ácido butírico, vivir mucho tiempo y tener un metabolismo saludable, los estudios demuestran que existe una gran reducción del hambre cuando hace esto.

Entonces, si agrega fibra prebiótica, que en realidad no tiene sabor, a su café matutino, descubrirá que no le importará la comida. Pude cuadriplicar la cantidad de especies de bacterias beneficiosas en mi intestino al hacer esto. Es compatible con el ayuno y reduce el hambre.

Así que es posible que ahora piense: "Espera, un minuto. Podría tomarme el café que quería tomar de todos modos. Sin la necesidad de agregar azúcar ni nada artificial. Consigo el café sin moho y luego tengo la opción de beber un café negro, agregar mantequilla y MCT, o agregar fibra prebiótica".

Lo que hace es solo beber esto y dejar de preocuparse por la comida, logra su objetivo y tiene la mejor mañana posible.

Luego, a la mañana siguiente, tal vez solo tome café negro, té o nada en lo absoluto, pero está bien e incluso es preferible mezclar la duración y el estilo de ayuno".

La dieta Cetogénica cíclica y el ayuno son los métodos más seguros.

Asprey analiza varios de los problemas comunes que las personas cometen. Como guía general, Asprey esta de acuerdo en que la mejor estrategia para evitar problemas es entrar y salir de cualquier rutina que haga, ya sea Cetogénica baja en carbohidratos o ayuno.

Aunque es posible que deba ser muy estricto al principio, una vez que sea metabólicamente flexible, mezcle las cosas una o dos veces por semana. Consuma tres comidas en lugar de una y distribúyalas. Agregue más carbohidratos.

"La idea es ser flexible con respecto a su régimen de ayuno", dice Asprey. *"Ni siquiera me gusta la palabra régimen. Es solo una práctica que hacemos y que nos hace sentir bien y rendir más. Además, nos hace envejecer más lento, pero seguirla por mucho tiempo es un peligro.*

Si va a hacer algo como un ayuno de cuatro días, después de casi 48 horas, existen muchas formas adicionales de autofagia que se activan. Se recomienda hacer un ayuno de 48 horas una vez cada tres o seis meses. Pero como práctica semanal tendría graves consecuencias.

Las mujeres sufrirán las consecuencias antes que los hombres. Creo que existen razones evolutivas para esto. Pero es un gran problema y muchas veces veo que se manifiestan problemas de tiroides y de autoinmunidad. Hay estudios que demuestran que los factores estresantes crónicos provocan la autoinmunidad y el ayuno excesivo es un factor estresante crónico".

Asprey también analiza cómo integrar el ejercicio en su régimen de ayuno. El mejor momento para hacer ejercicio es al final del ayuno. Explica lo siguiente:

"Hay algo en el cuerpo llamado vía mTOR, que impulsa el crecimiento. La vía mTOR impulsará el crecimiento muscular. Entonces, si desea obtener un bíceps, entonces necesita algo de la vía mTOR. Pero si su vía mTOR esta crónicamente elevada, su riesgo de cáncer y las enfermedades del envejecimiento aumentaran. Si consume demasiadas

proteínas, en especial ciertos aminoácidos, su vía mTOR sube y permanece elevada, y eso no es bueno para usted.

No es suficiente para provocar el crecimiento muscular, pero es suficiente para causar la inflamación. La forma en que funciona la vía mTOR es al suprimirla y luego, cuando deja de suprimirla, se dispara a niveles elevados, que es lo que causa los beneficios.

Existen tres cosas que suprimen la vía mTOR y esa estrategia es 'triplicar la vía mTOR'. Lo primero que ha demostrado aumentar la vía mTOR es el ayuno. Cuanto más ayuna, más baja será la vía mTOR, lo que es bueno para provocar la autofagia y cosas así.

Otras cosas que reducen la vía mTOR son el café y el ejercicio. Entonces, cuando toma café durante el ayuno, sigue bajándola y después hace ejercicio y baja mucho más.

Luego, cuando come, lo que libera la vía mTOR, y consume la proteína adecuada en esa comida, el cuerpo dice: 'excelente, puedo activar mi vía mTOR y tengo proteínas. El cuerpo empezará a trabajar y solucionar todos los problemas. Voy a reemplazar todas las células que eliminé durante la autofagia. Voy a desarrollar nuevas mitocondrias".

Esta es la razón por la que puede hacer más ejercicio cuando lo hace al final del ayuno. Estoy convencido de que esta estrategia me ha ayudado a desarrollar mis músculos y mejorar mi fuerza. Un pequeño ajuste que puede ser ideal si hace mucho ejercicio es comer una pequeña cantidad de comida entre 30 y 60 minutos antes de comenzar, básicamente romper el ayuno justo antes de hacer ejercicio.

"Ese consejo tiene mucha lógica", dice Asprey. *"Usted ayunó y luego rompió el ayuno justo antes del ejercicio, porque para cuando esas calorías se digieran y alcancen el nivel de azúcar en la sangre, habrá terminado con su entrenamiento. Pasará una buena media hora antes de que esas cosas lleguen al torrente sanguíneo.*

Por lo tanto, lo apoyaría totalmente a menos que haga el tipo de entrenamientos de alta intensidad de los que soy fan, aquellos en los que si trato de hacerlo con el estómago lleno, creo que podría vomitar. Son muy cortos pero muy intensos".

Protocolo para evitar el lado negativo del Ayuno intermitente

El protocolo "KetoFast" es único, debido a la forma en la que el ayuno se lleva a cabo, además de ser un sistema completo que comienza con el ayuno intermitente y una **dieta cetogénica** cíclica, para luego continuar con un periodo de ayuno parcial en vez de practicar el ayuno de solo agua.

El uso en conjunto de ambos protocolos es la base de un estilo de vida que puede llevarse durante toda la vida y que en verdad ayudará a optimizar la salud y longevidad.

Aun cuando el ayuno es un componente clave no es tan restrictivo como suena, pues una vez que sea capaz de **quemar la grasa como combustible** y que se comience con este régimen de ayuno cíclico, terminaremos comiendo en abundancia o con muy pocas restricciones, una o dos veces por semana.

Como ya sabemos, el ayuno tiene una larga trayectoria de uso, pero hoy en día también tenemos un gran conjunto de datos científicos que confirman los beneficios del ayuno con fines terapéuticos.

Es importante destacar que la restricción calórica activa procesos metabólicos poderosos que catalizan la curación y el rejuvenecimiento.

Paracelso, un médico del siglo XV, afirmó que el ayuno es el mejor remedio.

Como hemos podido ver anteriormente, el **Dr. Jason Fung** es uno de los principales expertos en el campo, quien ha realizado muchas investigaciones de gran importancia sobre el ayuno, con lo cual demuestra sus beneficios y seguridad. Sin embargo, la liberación de toxinas se volvió mi principal preocupación, ya que se vuelve muy eficiente al ayunar con agua.

Hoy en día, la mayor parte de nosotros estamos llenos de toxicidad, y algunos de los inconvenientes de practicar el ayuno de solo agua durante varios días son los síntomas de desintoxicación, los cuales indican que las vías de desintoxicación podrían verse afectadas. El protocolo "KetoFast" aborda la toxicidad al modificar su forma de ayunar, así como la nutrición que respalda las vías de desintoxicación.

Uno de los magníficos beneficios del ayuno es que desencadena la autofagia, un proceso natural que elimina aquellos componentes celulares deficientes y enfermos que podrían poner en peligro su salud en caso de permanecer en su cuerpo.

Una estrategia fundamental para activar la autofagia es practicar el **ayuno intermitente diario**, en el cual come todos los alimentos del día en un intervalo de seis a ocho horas.

Durante las 16 o 18 horas restantes ayunará. Todo indica que este intervalo es el punto ideal para la autofagia, aunque puede haber excepciones en las que puede ayunar tan solo 12 horas al día, sin embargo, esto suele aplicarse únicamente a los deportistas.

Las investigaciones demuestran que la autofagia aumenta de manera significativa una vez que pasa un periodo de 16 horas. Además, debido a que la autofagia es un beneficio relevante del ayuno, es importante no reducirla demasiado para no desaprovechar este proceso.

Sin embargo, para obtener el máximo beneficio necesita ayunar durante periodos más extensos, y es aquí donde el ayuno con agua durante varios días toma un rol importante.

En resumen, mi protocolo "KetoFast" es un híbrido, diseñado para optimizar los beneficios del ayuno, permitiendo que al mismo tiempo el proceso sea lo más tranquilo y fácil en la medida de lo posible.

La autofagia ataca a las partes de las células que están dañadas y defectuosas, no a las células en su totalidad (lo cual sería una apoptosis o muerte celular programada). Estas partes defectuosas son identificadas y transportadas hacia los lisosomas, que a su vez las destruyen por medio de un proceso que involucra a la NADPH oxidasa (NOX), que crea un superóxido.

El superóxido se combina con el óxido nítrico y forma el peroxinitrito, el cual descompone los elementos constitutivos de las partes de la célula. Esos elementos son reciclados en la fase de reparación y regeneración. Esto es un simple resumen del proceso de autofagia, que es lo que se activa al ayunar.

El ayuno también aumenta la proteína quinasa activada por el monofosfato de adenosina (AMPK), que desempeña un papel integral en la autofagia. El monofosfato de adenosina es el núcleo del ATP, con lo cual se puede dar una idea de su importancia para la salud. La K al final de las siglas representa la quinasa, una enzima que une un fosfato con el AMP para convertirlo en ATP.

El AMP es un sensor de nutrientes, por lo que aumenta cuando el ATP disminuye. Cuando incrementa la AMPK, se activa la autofagia. Por lo tanto, es lógico que las cosas que inhiben o disminuyen la AMPK inhibirán la autofagia, ya que la AMPK es una de las señales principales de la autofagia debido a que pone a su cuerpo en modo de reparación.

Al hacerlo, se inhibe el **objetivo mecánico de la rapamicina (mTOR)**, una proteína que detecta los nutrientes que actúan como una potente vía de señalización utilizada para el anabolismo o crecimiento. Por lo tanto, la AMPK y mTOR trabajan en conjunto, como una especie de sube y baja, por lo que cuando una se activa, la otra se desactiva.

Ambas son importantes, pero ninguna debe activarse de manera crónica, ya que podría terminar con problemas de salud. Para una salud óptima necesita alternar entre la activación de la AMPK y la mTOR, para que así pueda pasar de forma regular de la fase de autofagia hacia la fase de reconstrucción, y viceversa. Una de las mejores maneras de lograrlo es alternar entre los ciclos de festín y ayuno una vez que su metabolismo sea flexible.

Existen nutrientes que inhiben la autofagia. Estos incluyen el calostro, glutamina, metilfolato y vitamina B12.

Aunque por lo general se recomienda seguir tomando vitaminas y minerales durante el ayuno, es importante percatarse de que hay suplementos que inhibirán la autofagia y, por lo tanto, deben evitarse durante la fase de ayuno.

Durante el ayuno también debe evitar los aminoácidos de cadena ramificada como la *leucina*, ya que estimulan la mTOR y desactivan la autofagia. Sin embargo, podría consumir *caldo de hueso o colágeno*, el cual casi no tiene aminoácidos de cadena ramificada. Con una dosis de hasta 20 o 30 gramos, el colágeno no activará la mTOR.

La *coenzima A,* una molécula que desempeña un papel importante en el metabolismo de las proteínas, *carbohidratos y lípidos*, también inhibe la autofagia, por lo que tampoco es bueno consumirla en altas concentraciones mientras intenta activar la autofagia, ya que inhibirá este proceso en la misma manera en que lo haría la mTOR.

Cuando se encuentra en una modalidad de ayuno parcial, su hígado produce cetonas, grasas hidrosolubles que inhiben la HDAC. Las cetonas ayudan a reducir la inflamación de manera drástica y aumentan el **fosfato de nicotinamida adenina dinucleótido (NADPH)**, un agente reductor necesario para las reacciones anabólicas, incluyendo la síntesis de lípidos y ácidos nucleicos.

La NADPH es esencial para el organismo. Es importante destacar que esta coenzima es una reserva de electrones que el organismo utiliza para recargar los antioxidantes, incluyendo al glutatión, un antioxidante esencial.

En cuanto a la autofagia, los suplementos y nutrientes que la activan al aumentar la AMPK incluyen:

- Berberina
- ECGC hallada en el té verde o manzanas silvestres
- Extracto de cáscara de granada o polvo de cáscara de granada
- Té de manzanilla orgánica

Se puede preparar su propio té para activar la autofagia; *mezclan té de corteza de Pau D'arco con extracto en polvo de ácido hidroxicítrico, garcinia y quercetina, junto con glicina y té de manzanilla orgánica. Para mezclar los tés y extractos en polvo, usar una licuadora y bebe la mezcla en frío. Para endulzarla, utilizar estevia.*

También se puede convertí en un helado:

Tomé toda la mezcla en polvo, mezclar con cacao ecológico, seis yemas de huevo, una lata de leche de coco, un poco de colágeno para las articulaciones y un poco de estevia adicional. Mezclé todo y póngalo en el congelador en un recipiente de cristal o acero inoxidable.

Otro beneficio importante del ayuno es que activa nuevas células madre que pueden

usarse para curar y regenerar cualquier tejido u órgano.

Esto ocurre durante la fase de regeneración, una vez que se inhibe la autofagia como consecuencia de volver a consumir los alimentos, el organismo comienza a reconstruir y reemplazar todas las células dañadas que fueron eliminadas.

La regeneración puede ser reforzada al realizar su entrenamiento de fuerza por la mañana cuando tenga contemplado romper su ayuno. Esto se debe a que durante el ayuno los niveles de la hormona del crecimiento se disparan y aumentan en un 300 %.

Tal vez esto suene paradójico, ya que la hormona del crecimiento suele aumentar junto con el IGF-1, y el IGF-1 inhibe la autofagia. Sin embargo, durante el ayuno, los receptores de la hormona del crecimiento que se encuentran en su hígado pierden casi toda su sensibilidad, por lo que su nivel de IGF-1 baja.

Por lo tanto, el ayuno puede compararse de alguna manera con recibir una inyección de la hormona de crecimiento y un trasplante de células madre. Además, al incorporar el entrenamiento de fuerza en el momento adecuado y al retomar su alimentación, optimiza en gran medida todos estos beneficios regenerativos.

Entre aquellos se encuentra la función de las células madre halladas en el intestino, la cual es importante para muchos que padecen del síndrome del intestino permeable, así como otros problemas intestinales.

Cuando aplica el protocolo "KetoFast" u otros ayunos prolongados de solo agua, no solo el ayuno intermitente ayuda a reducir la permeabilidad del intestino al estimular los ejes del intestino-cerebro y al mejorar la integridad de su revestimiento intestinal.

Los lados negativos del Ayuno intermitente

Como ya lo mencioné, la razón principal por la que no recomiendo el ayuno extendido de solo agua es porque la mayoría de las personas están expuestas a altas cantidades de toxinas y la mayoría tienen sistemas de desintoxicación deficientes.

Existen tres sistemas de desintoxicación. En la fase 1, el organismo convierte las toxinas liposolubles en agua. Esto no suele ser un problema, ya que ocurre de manera automática.

Es en la Fase 2, donde la mayoría de las personas tienen dificultades y en la cual una molécula, que pude ser de un grupo *metilo* como el azufre, o de un grupo *acetilo* como los *aminoácidos, glicina o glutatión*, se adhiere a la toxina, lo que la hace menos reactiva y más fácil de excretar.

También necesita consumir *aminoácidos y proteínas* para impulsar esta fase del proceso. Si no está recibiendo ninguno experimentará efectos secundarios relacionados con la toxicidad.

En resumen, un ayuno de cinco días a base de agua podría cargar el sistema de desintoxicación, lo que causaría más daños que beneficios. Esto puede evitarse al reducir el ayuno y practicarlo con más frecuencia, de manera que al momento de retomar la alimentación le daremos al morganismo los nutrientes que necesita para expulsar con eficacia las toxinas que se liberan durante el ayuno.

Cuando se decide realizar ayunos de cinco días a base de agua, es poco probable hacer más de uno al mes, lo que significa que podría completar alrededor de 12 en un año. Por otro lado, el uso del protocolo "KetoFast" nos permite realizar este proceso regenerativo de 52 a 104 veces, dependiendo de si se ayuna una o dos veces por semana.

Al realizarlo en conjunto obtendremos muchos más beneficios si lo hacemos con mayor frecuencia. Es posible que no se obtengan demasiados beneficios de desintoxicación y autofagia en un solo ayuno, pero al hacerlo con mayor frecuencia iremos obteniendo mayores beneficios.

Los inconvenientes de la cetosis a largo plazo

La cetosis a largo plazo significa que estamos haciendo una restricción calórica de manera significativa y crónica, y el problema con eso, sobre todo para las mujeres, es que puede causar insuficiencia tiroidea. En algunos casos, puede desarrollar una resistencia a las hormonas tiroideas.

En resumen, parece que el organismo no fue diseñado para una restricción calórica a largo plazo, sino para una restricción calórica de tipo intermitente o cíclica. Esto se debe en gran parte a que la restricción continua de calorías no activa ni optimiza los procesos de rejuvenecimiento. El ayuno prepara el organiso para las mejoras y lo hace por medio de la autofagia, al eliminar las partes dañadas.

Sin embargo, el rejuvenecimiento ocurre una vez que se retoma la alimentación. Es ahí cuando el organismo puede reconstruir y restaurar las células y tejidos. En gran medida, la activación de las células madre, el suministro de nutrientes y la activación del metabolismo a través del entrenamiento de fuerza, es lo que provoca esta reparación, regeneración y crecimiento anabólico.

Resumen del protocolo "KetoFast"

El siguiente es un resumen del protocolo "KetoFast". Es importante tomar en cuenta primero que las personas con un peso inferior al normal, que padecen de un trastorno de la alimentación, o que están embarazadas o amamantando, no deben realizar el protocolo de KetoFast.

El primer paso es reducir el periodo de tiempo en que consumimos los alimentos diarios entre seis y ocho horas durante al menos cuatro semanas, lo que significa que consumimos todas las calorías del día durante esas seis a ocho horas, mientras que ayunará durante las 16 a 18 horas restantes. Esa es la base.

La mayoría de las personas lograrán una mayor flexibilidad metabólica después de este protocolo, pero se pueden revisar lass cetonas para confirmar que esté funcionando, sobre todo si se tiene sobrepeso o se es diabético, ya que este cambio puede llevarle más tiempo.

Una vez que haya seguido este programa de ayuno intermitente durante un mes, momento en el que se habrá recuperado la flexibilidad metabólica para quemar grasa como combustible, se puede pasar a la segunda fase, que consiste en una sola comida con pocas calorías, idealmente en el desayuno, seguido de un ayuno de solo agua por 24 horas, una o dos veces por semana.

Por lo general, esta comida será de entre 300 y 500 calorías. Para determinar cuántas calorías deben consumir en esta comida, primero calcular la masa corporal magra al restarle 100 al porcentaje de grasa corporal. Si se tiene 20% de grasa corporal, entonces la masa corporal magra es de 80%.

Luego multiplicar ese porcentaje, en este caso, 0,8, por el peso corporal total actual para obtener la masa corporal magra en kilos. Posteriormente, multiplicar la masa corporal magra en kilos por 3,5. Esa es la cantidad de calorías que se deberá consumir en esa comida.

Proporciones de nutrientes durante el ayuno cetogénico

Al comer solo una comida de 300 a 500 calorías y luego ayunar durante 24 horas, en esencia terminamos por consumir alimentos una vez cada 42 horas. Esto permitirá que el organismo agote las reservas de glucógeno en su hígado de manera efectiva.

Incluso al ayunar de forma intermitente durante 16 a 18 horas aún queda bastante glucógeno, sin embargo, al ayunar durante 42 horas, el glucógeno se agotará por completo, lo que provocará un aumento en la autofagia. Y puede ser implementarlo dos veces por semana. Ahora, **¿en qué deberían consistir esas 300 a 500 calorías?**

Lo ideal serían:

•**Carbohidratos:** Menos de 10 gramos de carbohidratos netos (carbohidratos totales menos fibra) para no recuperar sus reservas de glucógeno. De manera que sus carbohidratos provengan de vegetales sin almidón, semillas o frutos secos.

•Proteína: La mitad de su requerimiento personal diario de proteínas. Si tiene menos de 60 años, una recomendación general sobre su requerimiento diario de proteínas serían 0,8 gramos de proteína por kilogramo de masa corporal magra, o 0,5 gramos de proteína 450 grs de masa corporal magra.

Digamos que el requerimiento diario de proteínas es de 80 gramos. En esta comida, deberemos reducirlas a la mitad, 40 gramos.

La clave aquí no es solo reducir el consumo total de proteínas, sino también restringir el consumo de aminoácidos de cadena ramificada, como la *leucina*, que se encuentra principalmente en la carne y los productos lácteos.

La razón por la que debemos restringir los aminoácidos de cadena ramificada en esta comida es porque activan la vía mTOR e inhiben la autofagia, lo que en esencia bloquea el proceso de limpieza que se intenta activar por medio del ayuno.

Una forma ideal de proteína que se puede incluir en esta comida es el *colágeno*, que proporciona un gran soporte para el tejido conectivo. La *chlorella* es otra excelente proteína que podría agregar.

•Grasas: El resto de las calorías provienen de las grasas saludables como el *aceite de coco, aguacate, aceite MCT, mantequilla, aceite de oliva y frutos secos crudos.*

El día siguiente después de completar el protocolo "KetoFast" de 42 horas, es el momento perfecto para hacer entrenamiento de fuerza extremo y aumentar sus proteínas.

Inmediatamente después es cuando deberemos consumir ese filete de res orgánico de animales alimentados con pastura o proteína de lactosuero, ya que ahora estamos en modo de reconstrucción, por lo que necesitamos activar la vía mTOR con el fin de desarrollar nueva masa muscular.

Como se mencionó, la vía mTOR regula el crecimiento e inhibe la autofagia. De esta manera, el ayuno cetogénico también nos permite darnos verdaderos festines dos veces por semana, lo que contrarresta cualquier sentimiento de privación que podamos percibir durante el ayuno y esto podría mejorar significativamente el cumplimiento del programa.

Para apoyar aún más la desintoxicación durante su ayuno, le recomiendo usar un sauna de infrarrojo cercano, pues le ayudará a eliminar las toxinas a través del sudor.

Las bombillas de infrarrojo cercano calientan con mayor efectividad que las saunas de infrarrojo lejano, la luz de infrarrojo cercano de 660 y 850 nanómetros, también estimula la liberación de óxido nítrico y la producción de ATP.

Fuentes y Referencias

- PBS.org Michael Mosley
- Eurekalert April 3, 2011
- Washington Post December 31, 2012
- BBC News January 2, 2013

Como hacer mas fácil, seguro y eficaz el Ayuno intermitente.

No hay duda de que las estrategias aprobadas por el gobierno no han ayudado a las personas a controlar el peso y prevenir enfermedades. Nos enfrentamos a tasas abrumadoras de **obesidad**, **enfermedades cardíacas, cáncer y Alzheimer**, mientras que las proyecciones futuras anuncian un aumento. Necesitamos un cambio radical.

La clave para controlar el peso y tener una buena salud es al mejorar la **función mitocondrial**, de ahí el término **terapia metabólica mitocondrial (MMT)**. En resumen, si las mitocondrias no funcionan de manera correcta, ninguno de los sistemas corporales funcionará de manera adecuada, mientras que para que las mitocondrias funcionen bien, es importante desarrollar una buena flexibilidad metabólica para quemar grasa.

En el libro *Cancer: Enfermedad o negocio,* explico las muchas ventajas metabólicas que se obtienen una vez que el organismo recupera la capacidad de quemar grasa como combustible. La fase inicial del programa MMT, que finaliza una vez que el cuerpo es capaz de quemar grasa como combustible, puede llevar desde semanas hasta meses, ya que depende del daño metabólico.

El protocolo "KetoFast" es la siguiente fase del programa MMT, ya que combina una

dieta cetogénica cíclica y ayuno intermitente con ayuno parcial cíclico.

La motivación detrás de este protocolo fue haber llegado a comprender dos aspectos importantes: primero, que el **ayuno de solo agua** es una intervención beneficiosa; y segundo, aunque este tipo de ayuno solía ser una buena estrategia, el hecho de que en la actualidad la exposición a tóxicos sea mayor hace que sea muy peligroso realizar este tipo de ayuno.

Ahora estamos rodeados y expuestos a unos 80.000 productos químicos en nuestro ambiente, muchos de los cuales son liposolubles, lo que significa que se acumulan en las células grasas. Mientras tanto, el ayuno elimina de forma efectiva las toxinas de las células grasas, lo cual puede tener resultados devastadores si hay mucha toxicidad en el organismo.

Además, al no estar consumiendo alimentos, tampoco estamos proporcionando al organismo los nutrientes que necesita para neutralizar y eliminar de manera efectiva las toxinas liberadas. La respuesta a este dilema es idear, con base en la mejor evidencia científica que logré recabar, un programa de ayuno que imita el ayuno de solo agua durante varios días, mientras que a su vez se respalda las vías de desintoxicación y minimiza los riesgos asociados con la toxicidad.

El protocolo KetoFast también es más sencillo que el ayuno de solo agua de varios días y brinda mayores beneficios porque es posible practicarlo con más frecuencia.

La advertencia es que antes de pasar al ayuno cetogénico se debe haber realizado al menos un mes de ayuno intermitente todos los días y haber logrado una cetosis nutricional, antes de pasar al protocolo KetoFast. Una vez que se lograda una flexibilidad metabólica y se pueda quemar grasa como combustible, la combinación de cetosis nutricional cíclica y ayuno cíclico será una herramienta para bajar de peso y mejorar la salud y longevidad.

Como ya hemos visto el ayuno ofrece muchos beneficios, incluyendo una mejor calidad de sueño, que a su vez es importante para una buena salud y longevidad. El ayuno, por lo general mejora la calidad del sueño y la cognición gracias a la desintoxicación y la regeneración que se produce en todo el cuerpo, incluyendo el cerebro.

En mi opinión, acelerar la autofagia es una de las principales razones por las que es importante el ayuno. Este es el proceso de desintoxicación del organismo, *en el que las mitocondrias, las proteínas y los componentes celulares dañados se digieren y luego se reciclan durante la fase de regeneración, que ocurre durante la realimentación.*

Es importante comprender que, muchos de los beneficios del ayuno ocurren al realimentarse, y esta es la razón por la que entrar y salir del ayuno y realimentarse es tan importante. La mitad del proceso ocurre durante la ausencia de alimentos, mientras que la otra mitad ocurre durante la realimentación.

Esta es otra razón por la que no recomiendo ayunos más prolongados, ya que esto evitará ayunar con frecuencia y limitará la cantidad de ciclos de regeneración que se obtienen.

El ayuno también aumenta la energía, lo que significa que después de ayunar se podrá hacer ejercicio más intenso.

Repasemos los muchos beneficios que aporta el Ayuno intermitente a nuestra Salud:

- **Activa las células madre:** Las células madre son importantes para la salud y la longevidad, ya que ayudan a reparar y rejuvenecer las células y los tejidos.

Al regular ascendentemente la autofagia y mitofagia (la autofagia de las mitocondrias) y favorecer las células madre, es posible protegerse de la mayoría de las enfermedades, incluyendo el cáncer y la neurodegeneración.

La composición de los nutrientes es importante, es por eso que en el libro ofrezco más información sobre cómo optimizar los procesos de autofagia y activar las células madre al consumir ciertos alimentos (y evitar otros) en el momento adecuado.

- **Libera cetonas en el** torrente sanguíneo, lo que ayuda a preservar la función cerebral y protege contra las convulsiones epilépticas, el deterioro cognitivo y otras enfermedades neurodegenerativas.

- **Aumenta la producción de factor neurotrófico derivado del cerebro**, que estimula el desarrollo de nuevas células cerebrales y libera sustancias químicas en el cerebro que protegen contra los cambios cerebrales relacionados con la enfermedad de Alzheimer y Parkinson.

- **Aumenta la hormona del crecimiento** hasta un 1.300 % en las mujeres y un 2.000 % en los hombres, lo que promueve el desarrollo muscular y la vitalidad.

* **Reduce los niveles de insulina al mejorar su sensibilidad;** los estudios demostraron que el ayuno intermitente puede prevenir y revertir la diabetes tipo 2, ocasionada por la resistencia a la insulina.

* **Dispara los niveles del neurotransmisor norepinefrina,** que ayuda al cuerpo a descomponer la grasa para usarla como combustible para beneficiar el metabolismo.

* **Impulsa la eficiencia energética mitocondrial y la biosíntesis.**

* **Reduce el estrés oxidativo y la inflamación.**

* **Mejora los niveles circulantes de glucosa y lípidos.**

* **Reduce la presión arterial.**

* **Mejora la eficiencia metabólica** y la composición corporal, modula los niveles de grasa visceral peligrosa y reduce el peso corporal en personas con obesidad

* **Mejora la salud intestinal.** Aunque aún se desconocen los mecanismos exactos, considero que el ayuno ayuda a reactivar la salud del microbioma al aumentar la diversidad bacteriana y reparar el intestino permeable. En general, el ayuno apoya la curación del tracto gastrointestinal y mejora la integridad del revestimiento intestinal.

- **Regenera el páncreas** y mejora la función pancreática, lo cual ayuda a revertir la diabetes.
- **Combate las enfermedades cardiovasculares.**
- **Reduce los niveles de lipoproteínas de baja densidad y colesterol total.**
- **Mejora la función inmunológica.**
- **Sincroniza los relojes biológicos del cuerpo.**
- **Reproduce algunos de los beneficios cardiovasculares relacionados con el ejercicio.**
- **Elimina los antojos de azúcar** a medida que el cuerpo se adapta a quemar grasa en lugar de azúcar.
- **Aumenta la longevidad.** Existen varios mecanismos que contribuyen a este efecto. Normaliza la sensibilidad a la insulina, pero el ayuno también inhibe la vía mTOR, que es importante para el proceso de envejecimiento

El ayuno, en especial el ayuno de agua, no es para todas las personas a pesar de sus muchos beneficios.

Al igual que con otros tipos de ayuno, no se recomienda el protocolo KetoFast si:

- Tiene bajo peso
- Está embarazada
- En periodo de lactancia
- Padece un trastorno alimenticio

Esta es una pequeña minoría, mientras que para las mujeres embarazadas y en periodo de lactancia es una medida temporal. Para los demás, es probable que el ayuno ofrezca importantes beneficios, mientras que el protocolo KetoFast no solo aumenta las posibilidades de ayunar con éxito, sino que también mejora la seguridad, ya que está diseñado para apoyar la desintoxicación.

Desventajas de la cetosis continua

En mi libro *"Cáncer: Enfermedad o negocio"* enfatiza la importancia de una **dieta cetogénica cíclica**. Es un error pensar que la mejor opción es permanecer en cetosis continua por los excelentes beneficios que ofrece. Considero que no es el mejor enfoque, ya que he experimentado sus efectos secundarios.

Para empezar, la cetosis continua puede causar estragos en el sistema hormonal, en especial en la tiroides. Es importante comprender que la cetosis nutricional es un proceso catabólico, lo que significa que es un proceso de descomposición. Este es un proceso adecuado y necesario, pero también es importante que el cuerpo se reconstruya de nuevo.

Muchos consideran que es posible mantener la dieta cetogénica para siempre, pero descubrí que es una mala idea. Pasados unos meses, empieza a perder masa muscular, que es todo lo contrario de lo que se busca, sobre todo en las personas mayores, ya que de todas maneras pierden masa muscular con la edad.

Por lo tanto, se recomienda entrar y salir de la cetosis una vez que se haya recuperado la flexibilidad metabólica y sea posible quemar grasa como combustible. Es decir, el organismo permanece en cetosis el tiempo suficiente como para quemar grasa, y luego pasa a otra etapa más equilibrada donde se consumen mayores cantidades de carbohidratos saludables una o dos veces por semana.

El lado negativo del ayuno de agua

Tampoco recomiendo el ayuno prolongado de agua, aunque antas había sido un enfoque muy exitoso y beneficioso. Cambie de opinión porque existe una mayor exposición a sustancias tóxicas, lo que hace que el ayuno sea más riesgoso.

Como se mencionó antes, las toxinas solubles en grasa se almacenan en las células grasas, las cuales se liberan con la pérdida de peso y tienen efectos devastadores.

Las cosas empeoran cuando las personas tienen un sistema de desintoxicación que no funciona de manera adecuada y no cuentan con la salud metabólica suficiente como para metabolizar todas esas toxinas. Las **vías de desintoxicación de la fase 2** tienden a ser disfuncionales. La toxicidad suele ser la razón por la que las personas se sienten mal durante el ayuno. No es una causa del proceso por sí mismo.

Otra razón por la que no recomiendo el ayuno prolongado de agua es por su dificultar para seguirlo. La incapacidad de cumplir con el programa, suponen la perdida de sus beneficios. Muchas personas no pueden estar sin comer durante cinco a siete días seguidos. El protocolo KetoFast es un enfoque pragmático cuyo objetivo es ayudarle a seguirlo.

Por último, cuando se realiza un ayuno prolongado de agua, se vemos limitado por la cantidad de veces que podemos hacerlo. Si lo hicieramos una vez al mes, lo que sería poco común, solo se conseguiría el proceso de regeneración 12 veces al año. Lo cual se reduce a cuatro veces al año, si lo hacemos una vez cada tres meses. También debemos comer con mayor precaución después de pasar varios días sin comer.

Con el protocolo KetoFast puede ingresar al proceso de regeneración entre 52 y 104 veces al año, y puede realimentarse con muchas proteínas y carbohidratos de inmediato.

En realidad, el protocolo, necesita desarrollar la flexibilidad metabólica y capaz de quemar grasa como combustible antes de comenzar con el protocolo KetoFast. Como mínimo, no debemos omitir el primer paso. Lo siguiente es un resumen del protocolo KetoFast.

1. Introducción. El primer paso es reducir el periodo de tiempo en el que consumimos los alimentos a seis y ocho horas durante al menos cuatro semanas, lo que significa que se consumen todas las calorías del día durante esas seis a ocho horas, y ayunar durante las 16 a 18 horas restantes. Además, es importante que consumir la última comida al menos **tres horas antes de dormir** para que no desarrollar radicales libres innecesarios.

Recomiendo analizar las cetonas para confirmar que se está en cetosis, lo que significa que el cuerpo está quemando grasa, en especial se padece sobrepeso o diabetes al principio, ya que podría llevar más tiempo cambiar esto.

2.Días de KetoFast. Una vez que seguido este programa durante un mes, momento en el que se habrá recuperado la flexibilidad metabólica para quemar grasa como combustible, es posible pasar a la segunda fase, que consiste en una sola comida con pocas calorías, (en el desayuno), seguido de un ayuno de solo agua de 24 horas, una o dos veces por semana.

•Carbohidratos. Menos de 10 gramos de carbohidratos netos (carbohidratos totales menos fibra) para no recuperar las reservas de glucógeno. De manera que los carbohidratos deben provenir de vegetales sin almidón, semillas o frutos secos.

•Proteína. La mitad del requerimiento diario personalizado de proteínas con un enfoque en la proteína de origen vegetal, no en la proteína animal. Cuando se tiene menos de 60 años, una recomendación general sobre el requerimiento diario de proteínas serían 0.8 gramos de proteína por kilogramo de masa corporal magra, o 0,5 gramos de proteína por cada 0,500 kg de masa corporal magra.

•Grasas. El resto de las calorías provienen de las grasas saludables como el aceite de coco, aguacate, aceite MCT, mantequilla, aceite de oliva y frutos secos crudos.

Al comer solo una comida de 300 a 500 calorías y luego ayunar durante 24 horas, termina por consumir alimentos una vez cada 42 horas. Esto permitirá que el cuerpo agote las reservas de glucógeno en su hígado de manera efectiva, lo que da paso a la **autofagia**.

En sus días de KetoFast, también deben evitarse cualquier suplemento ya que inhibe la autofagia. Los suplementos que deben evitarse incluyen *metilfolato, vitamina B12, cetonas exógenas, calostro y glutamina*.

Los suplementos que apoyan la autofagia que puede consumir durante su KetoFast incluyen **berberina**, ECGC, extracto o polvo de cáscara de granada y té de manzanilla orgánico, ya que estos activan la autofagia y apoyarán el proceso.

3.Día de realimentación. Después de completar el protocolo KetoFast de 42 horas, es momento de comer. Este también es el momento perfecto para hacer ejercicio intenso y consumir proteínas animales como *bistec orgánico de res alimentada con pasto o proteína de suero*, ya que el organismo está en modo de reconstrucción, que incluye la construcción de músculo.

También puede aumentar el consumo de carbohidratos hasta 100 o 150 gramos. Una estrategia ideal para este día es incluir un entrenamiento de fuerza en ayunas y después comer bien. Ahora también es el mejor momento para usar la sauna.

Algunos consejos y trucos para superar algunos de los problemas más comunes que se presentan durante el ayuno o la dieta cetogénica cíclica. Este es un resumen de algunos puntos importantes:

•**Antojos.** Muchas personas tienen problemas de hambre durante el ayuno, pero uno de los muchos beneficios del ayuno intermitente es que una vez se logra quemar grasa como combustible, el hambre y los antojos desaparecen, ya que en ese momento el organismo logra acceder a las reservas de grasa para crear energía.

Esta es una de las razones por las que es importante hacer un ayuno intermitente durante al menos un mes y asegurarse de estar en cetosis nutricional antes de comenzar con el protocolo KetoFast. Con la resistencia a la insulina, el organismo no puede acceder y convertir la grasa corporal en energía de una forma efectiva, por lo tanto, los antojos de carbohidratos y el hambre son un factor normal entre las personas que queman azúcar.

•**Sauna.** Además de una dieta cetogénica cíclica, el ayuno intermitente y el ayuno parcial cíclico (protocolo KetoFast), la sauna y la termogénesis, o exponerse al frio y al calor son algunas estrategias importantes que pueden ayudar a mejorar la salud.

Se recomienda usar un **sauna infrarrojo sin campos electromagnéticos** para mejorar la salud en general, pero en especial durante el protocolo KetoFast para ayudar con la desintoxicación.

Se recomienda usar el sauna de manera diaria, pero en especial en la mañana después del protocolo KetoFast , ya que en este momento el organismo liberará una cantidad importante de toxinas. Con el entrenamiento de fuerza, es importante utilizar el sauna inmediatamente después y luego romper el ayuno con una comida rica en proteínas que tenga muchos aminoácidos de cadena ramificada y fruta fresca para estimular la vía mTOR.

Fuentes y Referencias

- Publishers Weekly May 26, 2017
- Washington Post Best Sellers May 25, 2017
- New York Times Best Sellers May 28, 2017, Hard Cover Non-Fiction
- American Journal of Clinical Nutrition July 2007: 86(1); 7-13
- Cell Metabolism December 2, 2014: 20(6); 991-1005
- Cell Metabolism June 18, 2015 DOI: http://dx.doi.org/10.1016/j.cmet.2015.05.012
- British Journal of Diabetes & Vascular Disease March/April 2013: 13(2); 68-72
- Chris Kresser March 27, 2019
- Am J Physiol Cell Physiol. 2011 Feb;300(2):C308-17
- Cell 2009 Jun 12;137(6):1062-75
- Autophagy 2010 Aug 16; 6(6): 702–710
- Neurobiol Aging. 2012 Feb; 33(2): 425.e19–425.e27
- Neurobiology of Disease April 2007; 26(1): 212-220
- Ageing Research Reviews August 2006; 5(3): 332-353
- Science Daily, May 20, 2011
- Annual Review of Nutrition August 2017; 37: 371-393
- Ageing Res Rev. 2017 Oct; 39: 46–58
- Cell Metabolism June 5, 2018; 27(6): 1212-1221.e3
- Am J Clin Nutr. 2005 Jan;81(1):69-73
- Am J Clin Nutr. 2000 Jun;71(6):1511-5
- J Clin Endocrinol Metab. 2002 Jul;87(7):3373-7
- Endocrinology 2016 Feb; 157(2): 679–691
- Free Radic Biol Med. 2007 Mar 1;42(5):665-74
- Journal of Applied Physiology July 28, 2005: 99(6); 2128-2136
- Cell February 23, 2017; 168(5): 775-788
- Cell Stem Cell June 5, 2014
- Cell Metabolism, June 14, 2016

Plan de Ayuno intermitente.

¿Cuántas comidas al día es lo ideal? Las respuestas son múltiples ante esta pregunta, pero si deseamos optimizar la esperanza de vida y disminuir el riesgo de desarrollar enfermedades degenerativas crónicas, la respuesta comienza a ser bastante clara.

La respuesta convencional de siempre es que la mayoría de las personas necesitan tres comidas completas diarias con algunos tentempiés intermedios para mantener estable su nivel de azúcar e insulina en la sangre.

Sin embargo, hay evidencias convincentes que sugieren que este picoteo casi continuo podría ser culpable parcialmente de la obesidad y la epidemia de diabetes.

El riesgo más obvio de distribuir las comidas durante la mañana, medio día y noche es consumir alimentos en exceso. Otros riesgos menos obvios son los cambios biológicos que ocasionan una disfunción metabólica, el aumento de peso subsecuente y mala salud.

¿EL AYUNO PREVIENE ENFERMEDADES?

Nuestros ancestros no tenían acceso a los alimentos todo el día, toda la semana, así que, desde una perspectiva histórica, nuestro organismo parece estar diseñado para los periodos intermitentes de ayuno. De hecho, hay una variedad de efectos benéficos que suceden cuando se pasan largos periodos de tiempo sin comer.

De acuerdo con el **Dr. Valter Longo**, científico de la Universidad del Sur de California, donde estudia el horario de los alimentos y la restricción calórica, incluso tres comidas al día podrían ser demasiado.

Con base en sus investigaciones, el Dr. Longo está convencido que mientras menos comidas hagamos, nos sentiremos mejor de forma general. Como reportó la revista *Time*:

"El Dr. Longo dice que los estudios que apoyan la estrategia del picoteo tienden a tener errores predecibles. A menudo solo observan los efectos a corto plazo del aumento de la frecuencia de las comidas.

Aunque al principio su apetito, metabolismo y azúcar en la sangre podrían mejorar, su sistema se acostumbrará a este nuevo horario de alimentos después de un mes o dos. Cuando eso sucede, el cuerpo comenzará a esperar y a ansiar alimentos todo el día, en vez de solo a medio día o a la hora de la cena".

Durante los últimos años, se ha sugerido limitar los alimentos a un corto periodo de entre seis y ocho horas. Sin embargo, todos somos diferentes y para algunas personas es realmente difícil saltarse el **desayuno**.

Particularmente sigo convencido de que el **ayuno intermitente** es una estrategia importante para perder peso y prevenir enfermedades de forma efectiva, muy probablemente no importa *qué* comida nos saltemos, el desayuno o la cena, siempre y cuando nos saltemos una de las dos.

Si se tiene un trabajo físicamente agotador, probablemente es mejor consumir un desayuno y una comida completa, y luego saltarse la cena. La clave que hay que recordar es consumir alimentos tan solo dentro de un periodo de seis a ocho horas consecutivas cada día y evitar los alimentos durante al menos tres horas antes de irse a dormir.

Siempre y cuando se restrinjan sus alimentos a este periodo, se puede decidir si deseamos desayunar y comer a mediodía, o comer a mediodía y cenar. Si elegimos cenar, es importante que evitar la ingesta de alimentos al menos tres horas antes de ir a dormir.

Este es otro factor importante que puede ayudar a optimizar la función mitocondrial y prevenir el daño celular.

Dicho esto, probablemente nada de esto se aplica en los adolescentes de peso normal o en los niños en desarrollo. Probablemente ellos necesiten tres comidas completas al día, a menos que tengan sobrepeso. En los niños y los adolescentes, lo que hay que considerar principalmente es el **tipo de alimentos** que consumen.

Idealmente, todas las comidas deben centrarse en **consumir alimentos reales**, no productos procesados, **comida rápida ni refrigerios azucarados**. Otra clave que hay que considerar es tomar suficiente agua pura y evitar las bebidas azucaradas.

Los beneficios de evitar consumir alimentos en la noche.

Si deseamos vivir una vida larga y saludable, así como evitar las enfermedades degenerativas crónicas, es importante que haya al menos tres horas entre la última comida y la hora de dormir. Esto se debe a la forma en la que el organismo produce energía. Muchas personas no saben que sus mitocondrias son las responsables de "quemar" el combustible que el organismo consume y de convertirlo en energía utilizable.

Estos minúsculos derivados bacterianos viven dentro de la célula y están optimizados para generar energía de los alimentos que consumimos y del oxígeno en el aire que respira. Las células tienen entre 100 y 100.000 mitocondrias.

Las mitocondrias crean energía al generar electrones que generalmente se transfieren al ATP (trifosfato de adenosina). Cuando no se tiene resistencia a la insulina, esta transferencia de energía funciona bastante bien, pero **cuando se es resistente a la insulina** o comemos en exceso, tendemos a emerger disfunciones.

Si consumimos más calorías de las que el organismo puede utilizar inmediatamente, habrá un exceso de radicales libres, los cuales regresarán a las mitocondrias.

Estos electrones son altamente reactivos y comenzarán a filtrarse fuera de la cadena de transporte de electrones en las mitocondrias. Este exceso de electrones se filtra y terminan matando prematuramente a las mitocondrias y luego causan más estragos al dañar las membranas celulares y al contribuir a las mutaciones del ADN.

Hay muchos expertos que creen que este tipo de **disfunción mitocondrial** es una de las claves que acelera el envejecimiento.

¿Y, cómo podemos aplicar este conocimiento? Es simple: resorver la resistencia a la insulina tan rápido como sea posible y no comer al menos tres horas antes de irse a dormir.

El organismo utiliza una cantidad mínima de calorías al dormir, así que lo último que necesitamos es un exceso de combustible en este momento, el cual generará un exceso de radicales libres que dañará los tejidos, acelerará el envejecimiento y contribuirá a las enfermedades crónicas.

Curiosamente y sin duda alguna, si tenemos resistencia a la insulina el ayuno intermitente es la intervención más poderosa que conozco que ayudará a resolverla. Esta es una de las razones por las que creo que saltarse la cena podría ser incluso una mejor estrategia que saltarse el desayuno.

Claramente saltarse la cena es más difícil de implementar, desde una perspectiva social, pero podría ser una estrategia biológica superior.

¿Beber agua antes de comer podría ayudarnos a perder peso?

Investigaciones sugieren que beber 500 ml de agua media hora antes de los alimentos podría ayudarle a perder peso. Los participantes con obesidad que se "pre-cargaron" con agua antes de cada comida perdieron en promedio casi 1,5 kilos más que el grupo control, a lo largo de un periodo de tres meses.

Todos los participantes, incluso el grupo control, recibieron una consulta sobre el manejo de peso acerca de cómo mejorar su alimentación y su rutina de ejercicio.

Aquellas personas que consumían tres comidas al día y bebían agua antes de cada comida perdieron en promedio 4,3 kilos en tres meses. Aquellas personas que solo se pre-cargaron una vez al día, o no lo hicieron, perdieron alrededor de 0.8 kilos.

En total, el 27% del grupo de tratamiento que bebió agua perdió más del 5% de su peso corporal, en comparación con tan solo el 5% del grupo control.

Esto es bastante lógico, ya que muchas veces se malinterpreta la sed como hambre. **Beber agua** antes de sentarse a comer también hará que se sienta más lleno, así que esta estrategia puede ocasionar que en general coma menos.

Volviendo al ayuno intermitente, muchos estudios han confirmado los beneficios a la salud de la restricción calórica y parece que está claro que, si deseamos vivir más tiempo, comer menos es parte de la fórmula.

Curiosamente, las investigaciones han demostrado que la restricción calórica de por vida en ratones "cambia significativamente la estructura general del microbioma intestinal" de formas que promueven la longevidad. Así que una razón por la que la restricción calórica podría incrementar la esperanza de vida parece ser debido a su efecto positivo en la microbiota intestinal.

El aumento de la longevidad también está relacionado claramente con una menor cantidad de estados de enfermedad, que disminuirían la longitud de la vida.

La restricción calórica está relacionada con una variedad de mejoras a la salud, como *menor grasa visceral, menor inflamación, presión sanguínea más baja y mejor sensibilidad a la insulina,* solo por nombrar algunos. Investigaciones recientes demuestran que la restricción calórica ayuda a ampliar la esperanza de vida en animales al mejorar su sensibilidad a la insulina e **inhibir la vía mTOR**.

Sin embargo, algunas personas tienen gran interés en la idea de reducir sus calorías diarias hasta un 25% o más durante el resto de su vida, pero la buena noticia es que no tiene que hacerlo.

Investigaciones, han demostrado que el ayuno intermitente tiene muchos de los mismos beneficios que la restricción calórica, incluso si no restringe *en absoluto* el número de calorías que consume al comer.

Por qué es preferible el ayuno intermitente en lugar de la restricción calórica.

El ayuno intermitente también tiene una variedad de beneficios *extra*en comparación con la restricción calórica. Para empezar, es mucho más fácil de realizar y el cumplimiento lo es todo.

Además, la vía de la restricción calórica es extremadamente dependiente de la nutrición de alta calidad, lo ideal es sacrificar calorías sin sacrificar ningún micronutriente importante y esto puede ser otro obstáculo para muchas personas que no están familiarizadas con la nutrición y con lo que contribuye a una alimentación saludable.

También es necesario evitar **contar calorías** y otras falacias de la restricción calórica. La mayoría de las personas no logran apreciar que hay muchas dinámicas bioquímicas complejas que ocurren y que no se toman en cuenta cuando solo se miden *las calorías que entran y las que salen.*

Mientras que animales como las ratas pueden lograr un aumento del 40% en su longevidad a través de la restricción calórica, no se ve un efecto tan grande en los humanos y hay buenas razones para ello.

Como afirma Fight Aging:

"Hay una buena explicación evolutiva sobre la diferencia de la respuesta a la restricción calórica al comparar especies que viven poco tiempo con las que tienen una esperanza de vida más larga: la hambruna es estacionaria y una estación es una fracción grande en la vida de un ratón, pero es una pequeña fracción en la vida de un ser humano.

Por lo que tan solo los ratones desarrollan una plasticidad relativamente larga en su esperanza de vida como resultado de la falta de alimentos".

En términos de restricción calórica y peso, los humanos también tienden a tener una *resistencia* innata a la pérdida excesiva de peso, incluso al enfrentar una restricción calórica severa. El **Dr. Ancel Keys** demostró esto a mediados de la década de los 40, cuando diseñó un experimento para investigar el impacto de la inanición en los seres humanos.

Treinta y seis voluntarios varones saludables fueron sometidos a una dieta de restricción calórica de 24 semanas, en la que consumían alrededor de 1.600 calorías al día. También tenían que caminar alrededor de 45 minutos al día.

Pero, en vez de tener como resultado la pérdida continua de peso, a las 24 semanas su peso se había estabilizado y no se podía lograr que perdieran más peso, incluso al reducir su consumo a 1.000 calorías al día o menos.

Las desventajas eran evidentes. Los hombres se obsesionaron con los alimentos al punto que excluyeron todo lo demás de su vida y cuando terminó la restricción calórica, todos reaccionaron exageradamente. Dentro de pocas semanas, habían recuperado todo el peso perdido y además habían aumentado 10% más.

Otros estudios han tenido resultados similares. Las dietas de inanición probablemente no son ideales para las personas promedio. El organismo tenderá a apagar varios procesos para sobrevivir. Y, por ejemplo, al reducir la función de la tiroides, el cuerpo no quema tantas calorías.

Todo esto podría parecer irremediablemente contradictorio. Por un lado, la restricción calórica promueve cambios biológicos benéficos que tienden a ampliar la vida; por otro, hay mecanismos internos que, al ser desencadenados por la restricción calórica crónica, pueden ocasionar otros problemas de salud.

Estos son problemas complejos y cualquier medida extrema probablemente causaría más problemas de los que resolvería.

Lo mejor que podemos hacer es elaborar algunas reglas generales que reproduzcan los patrones ancestrales. Bajo mi punto de vista, el **ayuno intermitente** diario y evitar comer durante varias horas antes de dormir tiene muchas ventajas por encima de la restricción calórica general y otras dietas radicales, mientras que brinda muchos de los mismos beneficios a un riesgo mínimo.

Para perder grasa necesitamos reentrenar al organismo a quemar grasa como combustible

Cuando comemos continuamente cada pocas horas, y nunca nos saltamos una comida, el organismo se vuelve muy ineficiente para quemar grasa como combustible y es ahí donde comienzan los problemas.

Es importante reconocer que, con algunas excepciones, no podemos quemar grasa corporal si contamos con otro combustible disponible y si le suministramos carbohidratos al organismo cada pocas horas, no necesitará acceder a la grasa almacenada. Cuando realizamos el ayuno intermitente, no solo evitamos esto, sino que generalmente también mejoraremos nuestra salud.

Consumir menos alimentos y programarlos cerca unos de otros, es una de las estrategias más efectivas que he encontrado para ocasionar que el organismo queme grasa como combustible de forma más efectiva y para que normalice la sensibilidad a la insulina y a la leptina. Si no somos **resistente a la leptina**, el ayuno intermitente no es crucial, pero aun así podría ser benéfico.

Si estamos dentro de la minoría de personas que no padecen resistencia a la insulina, entonces mi recomendación general es simplemente evitar comer al menos tres horas antes de irse a la cama. Esto nos permite automáticamente ayunar durante al menos 11 horas o más, dependiendo de cuándo desayunamos o de si lo hacemos o no.

La recomendación que es igual de importante es *"ingerir alimentos reales"*, es decir, alimentos en la forma más natural que podamos encontrar. Idealmente, consumir productos enteros y orgánicos, y que sean de pastoreo cuando se trate de carne y productos animales como lácteos y huevo.

Además, añadiría **evitar estar sentado**, manteniéndonos en movimiento que no sea ejercicio durante el día y llevar una **rutina de ejercicio regular**. El ejercicio no producirá una pérdida significativa de peso si no cambiamos nuestra alimentación, pero cuando combina ambas cosas recibimos beneficios significativos.

Fuentes y Referencias

- Time September 9, 2015
- Obesity September 2015: 23(9); 1785-1791
- Nature Communications June 17, 2013
- Journals of Gerontology, Series A July 17, 2015 [Epub ahead of print]
- Fight Aging September 2015
- American Journal of Clinical Nutrition July 2007: 86(1); 7-13
- Cell Metabolism December 2, 2014: 20(6); 991-1005
- Cell Metabolism June 18, 2015
- British Journal of Diabetes & Vascular Disease March/April 2013: 13(2); 68-72
- Cell Stem Cell June 5, 2014
- EurekAlert! April 3, 2011
- Washington Post December 31, 2012

Según un estudio dirigido por el **Dr. Manasi Das,** *el desayuno intermitente reduciría el cáncer de mama,*

De acuerdo con la investigación presentada en la reunión anual de la Sociedad Endocrina, el 23 de marzo de 2019, el ayuno intermitente que se basa en comer todas las comidas del día dentro de un lapso limitado de tiempo, en este caso ocho horas, reduce de forma drástica el riesgo de cáncer de mama en mujeres.

De acuerdo con el **Dr. Manasi Das,** un becario postdoctoral de la Universidad de California, en San Diego, quien dirigió el equipo de investigación:

"Mejorar la salud metabólica de las mujeres posmenopáusicas con obesidad podría reducir su riesgo de cáncer de mama.

Cuando se trata de controlar los efectos negativos de la obesidad, el horario restringido de alimentación puede ser más beneficioso que la restricción de calorías, debido a que el hambre y la irritabilidad hacen que sea más difícil cumplir con la restricción de calorías a largo plazo.

Los resultados sugieren que el efecto antitumoral del horario restringido de alimentación se debe, al menos en parte, a que reduce los niveles de insulina, lo que sugiere que esta intervención podría ser de gran ayuda en la prevención y el tratamiento del cáncer de mama.

Explorar la capacidad del horario restringido de alimentación para prevenir el cáncer de mama podría proporcionar una estrategia económica pero efectiva para prevenir que el cáncer afecte a una gran variedad de pacientes y, además, representa un avance revolucionario en la investigación del cáncer de mama".

La relación entre la resistencia a la insulina y el cáncer es cada vez más evidente

El equipo realizó tres experimentos por separado en ratones cuyos ovarios se habían extirpado para simular un estado posmenopáusico.

En el primero, los ratones se engordaron con una dieta rica en grasas y después se dividieron en dos grupos: uno tenía acceso a los alimentos durante todo el día, mientras que el otro tenía ocho horas de acceso a la comida por la noche, el momento de mayor actividad física.

El grupo de control estuvo compuesto de ratones magros que llevaron una dieta baja en grasas las 24 horas del día. A las tres semanas del experimento, todos los animales se inyectaron con células de cáncer de mama.

Los resultados mostraron que el horario restringido de alimentación, también conocido como ayuno intermitente, redujo el crecimiento del tumor en los ratones obesos a niveles similares a los de los ratones magros.

En el segundo experimento, utilizaron ratones que se modificaron genéticamente con el fin de que desarrollaran cáncer. Al igual que en el primer experimento, la mitad de ellos tenía acceso a una dieta rica en grasas las 24 horas al día, mientras que la otra tenía acceso a los alimentos durante solo ocho horas.

Aquí, también evaluaron el impacto de la insulina al aumentar sus niveles de forma artificial a través de una bomba de insulina, mientras que en otro grupo se disminuyeron los niveles de insulina con del medicamento diazóxido.

En el tercer experimento, a los ratones que llevaban una dieta baja en grasas se les administró insulina a través de una bomba de insulina o solución salina como control, mientras que a los ratones con una dieta rica en grasas se les administró diazóxido para disminuir sus niveles de insulina, o ningún medicamento en el caso de los animales de control.

Como era de esperarse, los mayores niveles de insulina provocaron el desarrollo del tumor, mientras que los menores niveles inhibieron el crecimiento de cáncer. Según lo informado por el *New York Post*:

"Los resultados se suman a un creciente cuerpo de evidencia que indica que la obesidad y el síndrome metabólico, un conjunto de factores de riesgo que aumentan las posibilidades de sufrir un ataque cardíaco y diabetes, también son factores de riesgo para el cáncer, en particular el cáncer de mama posmenopáusico".

De hecho, otros estudios han encontrado que el ayuno intermitente es una poderosa estrategia contra el cáncer e incluso los investigadores están trabajando para que la Administración de Alimentos y Medicamentos de los Estados Unidos lo apruebe como un **complemento del tratamiento contra el cáncer** para aumentar las tasas de supervivencia a largo plazo.

El **ayuno intermitente**, es decir, seguir un horario de comidas en el que ayune durante al menos 16 horas todos los días y coma todas sus comidas dentro de un periodo de ocho horas consecutivas, cuenta con una larga lista de beneficios confirmados. Y aunque lo más probable es que el ayuno intermitente sea beneficioso para la mayoría de las personas, aquí hay algunos puntos a considerar:

•El ayuno intermitente no tiene que ser una forma de restricción de calorías: Es una práctica que debería hacernos sentir bien. Si su estrategia de ayuno lo hace sentir débil y letárgico, reevalúe su enfoque.

•Los antojos por el azúcar son temporales: El hambre y deseo de azúcar se disiparán poco a poco, a medida que el organismo comience a quemar grasa como su combustible principal. Una vez que el organismo haya cambiado con éxito al modo de quema de grasa, le será más fácil ayunar durante 18 horas y sentirse satisfecho.

•Cuando se realiza un ayuno intermitente, es importante comer alimentos reales: Si bien el ayuno intermitente puede parecer una panacea contra la mala salud y el exceso de peso, es posible que por sí solo no le proporcione todos estos beneficios. La calidad de su alimentación desempeña un papel muy importante si está buscando algo más que solo bajar de peso.

Es fundamental evitar los alimentos procesados, en especial los carbohidratos refinados, el azúcar/fructosa y los granos. Su alimentación debe basarse en carbohidratos de origen vegetal, proteínas saludables en cantidades moderadas y las grasas saludables como mantequilla, huevos, aguacate, aceite de coco, aceite de oliva y frutos secos crudos.

Cómo implementar la dieta cetogénica cíclica y el ayuno.

El ayuno y la cetosis nutricional brindan muchos beneficios similares y ambos funcionan mejor cuando se implementan de manera pulsada. Juntos, la dieta cetogénica cíclica y el ayuno intermitente son una combinación casi insuperable, capaz de maximizar los beneficios de cada uno.

Veamos un breve resumen de cómo implementar estas dos estrategias como un programa cohesivo:

1.Implemente un horario de ayuno intermitente: Comer todas las comidas, ya sea desayuno y almuerzo, o almuerzo y cena, dentro de un intervalo de seis a ocho horas cada día. Ayunar durante las 16 a 18 horas restantes.

Si todo esto es nuevo para usted y la idea de hacer cambios en su alimentación y hábitos alimenticios le parece demasiado abrumadora, simplemente comience por comer de forma normal, pero en este horario.

Una vez que esto se haya convertido en una rutina, implemente la dieta cetogénica (paso 2), seguido por el componente cíclico (paso 3). Podemos sentirnos mejor al saber que una vez que lleguemos al paso 3, una vez a la semana, podremos ingerir alguno de nuestros carbohidratos saludables favoritos.

2.Cambiar a una dieta cetogénica hasta poder crear cetonas medibles: La clave de las tres partes es: 1) restringir los carbohidratos netos (carbohidratos totales menos fibra) de 20 a 50 gramos por día, 2) reemplazar los carbohidratos perdidos con grasas saludables de modo que está obteniendo de 50 % a 85 % de sus calorías diarias en forma de grasa, y 3) limitar el consumo de proteína a medio gramo por libra de masa corporal magra.

¿EL AYUNO PREVIENE ENFERMEDADES?

Para determinar la masa corporal magra, restar el porcentaje de grasa corporal de 100, luego multiplicar ese porcentaje por el peso actual.

Los vegetales, que son ricos en fibra, pueden ingerirse sin restricciones. Las principales fuentes de carbohidratos que debemos eliminar son los granos y todas las formas de azúcar, incluidas las frutas con alto contenido de fructosa. Los carbohidratos netos saludables volverán a incorporarse una vez que hayamos entrado en cetosis.

Los ejemplos de fuentes de grasa saludables incluyen *aguacates, aceite de coco, grasas omega-3 de origen animal de pescado graso, mantequilla, frutos secos sin procesar, semillas, aceitunas, aceite de oliva, productos provenientes de animales de pastoreo, aceite MCT, manteca de cacao cruda y yemas de huevo orgánicas.*

Evitar todas las grasas insaturadas y los aceites vegetales poliinsaturados altamente refinados. Consumir estas grasas poco saludables puede causar más daño que el exceso de carbohidratos, así que el hecho de que un producto sea "rico en grasa" no significa que debamos comerlo.

Mantener estas proporciones de carbohidratos netos, grasas y proteínas hasta que hayamos entrado en cetosis y el organismo esté quemando grasa como combustible.

Se pueden usar las tiras reactivas Keto para confirmar que hemos entrado en cetosis, lo que se define como tener cetonas en sangre en un rango de 0.5 a 3.0 mmol/L. Tengamos en cuenta que puede tomar de un par de semanas a unos pocos meses antes de que el organismo pueda quemar grasa nuevamente.

También recordemos que la precisión es importante cuando se trata de estas proporciones de nutrientes.

Demasiados carbohidratos netos evitarán entrar en cetosis de manera efectiva, ya que el ofganismo primero utilizará cualquier glucosa disponible, debido a que es un combustible que se quema mucho más rápido, así que asegurémonos de tener a la mano algunas herramientas básicas de medición y seguimiento.

Esto incluye una báscula de cocina, tazas medidoras y un rastreador de nutrientes (**www.cronometer.com/mercola** es un rastreador de nutrientes preciso y gratuito que ya está configurado para la cetosis nutricional).

3.Una vez que hayamos confirmado que nos encuentramos en estado de cetosis, podemos comenzar a entrar y salir de la cetosis al consumir mayores cantidades de carbohidratos netos una o dos veces por semana. Como recomendación general, triplicar la cantidad de carbohidratos netos en estos días ricos en carbohidratos.

El hecho de entrar y salir de la cetosis nutricional maximizará los beneficios biológicos de la regeneración y renovación celular, al mismo tiempo que minimiza los efectos negativos potenciales de una dieta cetogénica continua.

Aunque durante esta etapa se permiten mayores cantidades de carbohidratos netos una o dos veces por semana, le aconsejaría tomar en cuenta lo que es saludable y lo que no. Lo ideal sería evitar comer patatas fritas y panecillos y mejor agregar alternativas más saludables como **almidones resistentes a la digestión**.

Los alimentos con alto contenido de carbohidratos netos, como *las patatas, el arroz, el pan y la pasta*, se vuelven más resistentes a la digestión cuando se cocinan, se enfrían y luego se recalientan, y esta es una forma de hacer que esas indulgencias sean un poco más saludables.

4.En este punto, ya estaríamos listos para pasar al régimen modificado de ayuno solo con agua: Esto implica hacer ayuno intermitente diario de 16 a 18 horas en los días en que no se está haciendo el ayuno ceto.

Luego, una o dos veces por semana, comer una sola comida de 300 a 500 calorías al día, seguida de un ayuno hasta la próxima comida normal. Durante un período de comida de seis horas, esto significa que solo se comerá de 300 a 500 calorías en un período de 42 horas.

Fuentes y Referencias

- Endocrine Society Press Release March 25, 2019
- New York Post March 26, 2019
- American Journal of Clinical Nutrition July 2007: 86(1); 7-13
- Cell Metabolism December 2, 2014: 20(6); 991-1005
- Cell Metabolism June 18, 2015 DOI: http://dx.doi.org/10.1016/j.cmet.2015.05.012
- British Journal of Diabetes & Vascular Disease March/April 2013: 13(2); 68-72
- Chris Kresser March 27, 2019
- Neurobiol Aging. 2012 Feb; 33(2): 425.e19–425.e27
- Washington Post December 31, 2012

- EurekAlert! April 3, 2011
- Annual Review of Nutrition August 2017; 37: 371-393
- Ageing Res Rev. 2017 Oct; 39: 46–58
- Cell Metabolism June 5, 2018; 27(6): 1212-1221.e3
- Am J Clin Nutr. 2005 Jan;81(1):69-73
- Am J Clin Nutr. 2000 Jun;71(6):1511-5
- J Clin Endocrinol Metab. 2002 Jul;87(7):3373-7
- Endocrinology 2016 Feb; 157(2): 679–691
- Am J Physiol Cell Physiol. 2011 Feb;300(2):C308-17
- Cell 2009 Jun 12;137(6):1062-75
- Autophagy 2010 Aug 16; 6(6): 702–710
- Free Radic Biol Med. 2007 Mar 1;42(5):665-74
- Journal of Applied Physiology July 28, 2005: 99(6); 2128-2136
- Cell February 23, 2017; 168(5): 775-788
- Cell Stem Cell June 5, 2014
- Ageing Res Rev. 2017 Oct; 39: 46–58
- Shanahan C., Deep Nutrition. Flatiron Books, 2018

Estudios científicos indican que el Ayuno intermitente puede prevenir la Diabetes

La diabetes es una enfermedad de resistencia a la insulina que produce niveles elevados de azúcar en la sangre. El páncreas secreta la hormona de la insulina utilizada para trasladar el azúcar en la sangre a través de las paredes celulares para obtener energía.

El número de personas con diabetes ha aumentado considerablemente desde 1958, cuando los CDC estimaron que el 0,93 % de la población había sido diagnosticada con diabetes.

Para el año 2015 el número había alcanzado el 7,4%. A medida que las cifras demográficas también aumentaron, las cifras totales diagnosticadas fueron de 1,6 millones en 1958, hasta alcanzar los 23,4 millones en el 2015.

El porcentaje de personas diagnosticadas con diabetes aumentó lentamente de 1958 a 1995, momento en el cual comenzó a aumentar rápidamente del 3,3% al 7,4% de la población en el 2015.

Otro informe de los CDC abarca el número total de casos existentes, incluyendo los diagnósticos recientes de diabetes, y se estima que el 9,4% de la población de los Estados Unidos o 30,3 millones de personas tenían diabetes en el 2015. Cuando se sumaron aquellos que no conocían su diagnóstico, el porcentaje aumentó hasta el 12,2% de todos los adultos de los Estados Unidos.

Un modelo futuro estima sin cambios, que la prevalencia aumentará de un 54% a más de 54,9 millones de personas en los Estados Unidos para el 2030. De acuerdo con la Organización Mundial de la Salud, 422 millones de personas a nivel mundial fueron diagnosticadas con diabetes en el 2014.

La prevalencia global aumentó a casi 8,5 % en el 2014, mientras que este tipo de enfermedad es una de las principales causas de *ceguera, ataques cardíacos, accidentes cerebrovasculares, insuficiencia renal y amputación de las extremidades inferiores.*

¿Qué ha hecho al respecto la Organización Mundial de la Salud? Nada

La diabetes es una de las enfermedades crónicas más costosas y se estima, que solo en los Estados Unidos cuesta más de 245.000 millones de dólares al año. El modelo futuro publicado en *Population of Health Management* estima que esto aumentará a 622.000 millones de dólares para el 2030.

Sin importar la métrica que se utilice para medir el costo de la diabetes para las personas y las comunidades, dicha cifra se encuentra en aumento.

La filosofía de tratamiento actual sostiene que se puede controlar la enfermedad a través de una alimentación saludable, mayor actividad y por medio de los medicamentos inyectables u orales para la diabetes, como la insulina, para controlar los niveles de azúcar en la sangre.

Un estudio reciente publicado en la revista *Metabolism* demuestra cómo el ayuno intermitente, conocido por mejorar la sensibilidad a la insulina y proteger frente a la enfermedad del hígado graso, también puede reducir los depósitos de grasa en el páncreas y ayudar a prevenir el desarrollo de diabetes tipo 2.

Ayuno intermitente para la prevención de la diabetes

Durante la resistencia a la insulina, las células del organismo no responden bien a la insulina, lo que reduce la capacidad de utilizar la glucosa de la sangre para obtener energía. El páncreas secreta mayores cantidades de insulina, para tratar de superar la respuesta débil de las células y mantener los niveles de glucosa en la sangre en un rango saludable.

Un equipo de investigación del Instituto Alemán de Nutrición Humana realizó un estudio para determinar cómo la acumulación de grasa inducida por el peso en el páncreas tiene un efecto en la aparición de la diabetes tipo 2.

Al utilizar un modelo en animales, los investigadores encontraron que los ratones con sobrepeso y mayor propensión a la diabetes también contaban con una gran cantidad de grasa en el páncreas.

Si los ratones eran genéticamente resistentes a la diabetes, a pesar de tener un peso corporal excesivo, su páncreas no tenía depósitos de grasa. Sin embargo, los investigadores encontraron depósitos de grasa adicionales en el hígado de dichos ratones. El equipo utilizó un grupo de ratones obesos de Nueva Zelanda divididos en dos grupos.

A un grupo se le otorgó alimentos altos en grasas y se le permitió consumir lo que desearan, mientras que el segundo grupo ayunó cada dos días. Los investigadores midieron la grasa pancreática, la homeostasis de la glucosa, la sensibilidad a la insulina y la función de los islotes de Langerhans (células en el páncreas productoras de insulina).

Encontraron que los ratones en el grupo experimental que ayunaban de manera intermitente cada dos días, mostraban un mejor control de la glucosa y menos grasa pancreática y hepática que el grupo de control, quienes se les permitió consumir lo que desearan.

Cuando se cultivó una variedad de tipos de célula juntas, los investigadores encontraron que las células de grasa en el páncreas desarrollaron una hipersecreción de **insulina** y liberaron una mayor cantidad de ácidos grasos que las células de grasa blanca extraídas del área inguinal.

Los investigadores explicaron que estos resultados sugieren que la grasa pancreática desempeña un papel importante en el desarrollo de la diabetes tipo 2, pero el ayuno intermitente puede prevenir estos depósitos de grasa pancreática.

¿Cómo se define el ayuno intermitente?

Existen numerosas maneras diferentes de integrar el ayuno intermitente en la vida cotidiana. El proceso involucra comer de manera continua total o parcialmente en un periodo de tiempo específico. Los métodos varían según el número de días, horas y calorías asignadas.

Algunas personas consideran difícil seguir un programa, pero mantenerse hidratado, evitar la obsesión con los alimentos y dedicar tiempo para participar en actividades relajantes, como el yoga, puede ayudar a lograrlo. Aunque existen diferentes maneras de incorporar el ayuno intermitente en la rutina diaria, no existe ni un solo plan que funcione para todas las personas.

Experimentará los mejores resultados al intentar diferentes programas para decidir cuál se ajusta a su estilo de vida y preferencias individuales. El objetivo detrás del ayuno intermitente es mejorar la flexibilidad metabólica o la capacidad de respuesta a los cambios de la demanda metabólica.

Cuando intente realizar el ayuno intermitente, es importante recordar que los alimentos deben estar equilibrados, altos en grasas saludables y bajos en carbohidratos.

Existen numerosos métodos diferentes que se deben considerar:

•**12 horas de ayuno.** Este tipo de ayuno se utiliza normalmente como punto de partida para aquellos interesados en comenzar el ayuno intermitente. Solo se necesita cumplir con una ventana de ayuno de 12 horas al día, incluyendo las horas para dormir. Esto se realiza fácilmente al consumir el último alimento a las 7 p. m. hasta la mañana siguiente.

•16 horas de ayuno. Durante este tipo de ayuno, tendrá un lapso de ocho horas para el consumo de alimentos. Se le conoce en ocasiones cómo el método 16/8, y es como una graduación del ayuno de 12 horas. En este caso, muchas personas terminan de comer a las 7 u 8 p. m., omiten el desayuno y no vuelven a comer hasta el mediodía.

En un estudio en animales, los investigadores encontraron que limitar la alimentación a 8 horas podría proteger a los ratones de la obesidad, la inflamación, la enfermedad hepática y la diabetes, incluso si consumían la misma cantidad de calorías durante las ocho horas restringidas que el grupo de control en 24 horas.

•Dos días a la semana. Para algunos puede ser más fácil restringir el consumo durante 24 horas completas dos veces a la semana en lugar de cada día. Los hombres pueden consumir hasta 600 calorías en los días de ayuno, mientras que las mujeres hasta 500 calorías.

Por lo general, los días de ayuno se separan en la semana, mientras que los otros días la alimentación no cambia.

Para implementar este tipo de ayuno intermitente con éxito, debe haber al menos un día sin ayuno entre los días de ayuno. Un estudio involucró la participación de 107 mujeres con sobrepeso u obesidad y encontró que este tipo de ayuno reducía los niveles de insulina y mejoraba la sensibilidad a la insulina.

•Uno que otro día. Existen diferentes variaciones en este tipo de plan. Algunos evitan completamente los alimentos sólidos, mientras que otros permiten el consumo de hasta 500 calorías durante los días de ayuno. Un estudio encontró que este tipo de ayuno intermitente es efectivo para la pérdida de peso y la salud cardiaca en adultos normales y con sobrepeso.

•Omisión de comidas. Este es un enfoque más flexible que funciona adecuadamente para aquellos que responden a las señales de hambre y normalmente comen cuando tienen hambre y omiten las comidas cuando no es así.

El objetivo de la flexibilidad metabólica es entrenar al organismo para que utilice los carbohidratos y las grasas como combustible.

El término se utilizó por primera vez para describir la capacidad de un parásito para generar energía aeróbica o anaeróbicamente, lo que le confiere una mayor versatilidad para responder y adaptarse a los cambios ambientales.

El uso más actual se ha implementado en el contexto del metabolismo de carbohidratos y grasas en un esfuerzo por reducir la resistencia a la insulina, un factor importante para la inflexibilidad metabólica que puede desarrollarse en tejidos y órganos.

El músculo esquelético quema entre el 60% y 80% de la glucosa como respuesta a la insulina, lo que los investigadores consideran como respaldo del papel causal de la interacción del músculo esquelético y **la resistencia a la insulina** en la diabetes tipo 2.

La resistencia a la insulina es probablemente parte de una inflexibilidad metabólica general, con la cual el ayuno puede anular la mejora de la flexibilidad metabólica y una mayor capacidad mitocondrial.

Un estudio encontró que la resistencia a la insulina sucede antes de la enfermedad metabólica del hígado graso no alcohólico (NAFLD), pero no en aquellas personas que experimentan **NAFLD** genéticamente impulsada.

Otro equipo describió los factores que afectan a **la flexibilidad metabólica**, incluyendo la alimentación, la frecuencia de los alimentos, el ejercicio y el uso de productos farmacéuticos. Las presentaciones en la conferencia del American College of Sports Medicine sobre fisiología integral y ejercicio acordaron que la capacidad del cuerpo para utilizar carbohidratos y grasas es vital para una mejor salud.

En otras palabras, la capacidad organica para utilizar la grasa y los carbohidratos como combustible es necesaria para reducir la resistencia a la insulina, mantener el peso y lograr una buena salud.

Es recomendable comenzar de manera progresiva y obtener los mejores resultados.

En la primera vez que se utilice el ayuno intermitente, es posible que nos sorprenda la facilidad con la que se puede integrarlo a nuestra vida. Se recomienda comenzar con un ayuno de 12 horas, que comience a partir de las 7 p. m. a las 7

a. m. Una vez que lo logre durante una semana, añada una hora más a la semana durante un mes.

Esto ayudará a alcanzar fácilmente un ayuno de 16 horas. A medida que logremos dicho objetivo, es posible que deseemos considerar la incorporación de las estrategias descritas anteriormente, dependiendo del estilo de vida de cada uno.

No existe una manera perfecta de practicar el ayuno intermitente, por lo que se recomienda experimentar hasta encontrar la que funcione a cada uno. Comenzar con 12 horas hasta alcanzar las 16 horas es una de las mejores maneras para reducir los desafíos para integrar el ayuno intermitente a su programa nutricional.

Aunque el ayuno intermitente es beneficioso para muchas personas, existen algunas situaciones que debe considerar antes de comenzar.

- **El ayuno intermitente no es ninguna restricción de calorías.** La práctica debe crear una sensación de bienestar y ayudar al cuerpo a volverse metabólicamente flexible. Si la estrategia que utiliza lo hace sentir débil y letárgico, evalúe nuevamente su enfoque e intente algo diferente.

- **Los antojos de azúcar son temporales.** Aunque a algunas personas les resulta un desafío desde el inicio, la ansiedad y el hambre desaparecerán lentamente a medida que el organismo comienza a quemar grasa como su combustible principal. Una vez que el organismo haya cambiado exitosamente a un modo de quema de grasa, será más fácil ayunar hasta por 18 horas y sentirse satisfecho.

- **El ayuno intermitente no es recomendable si su alimentación se encuentra repleta de alimentos procesados.** Aunque el ayuno puede sonar como una cura milagrosa para la mayoría de los problemas de salud y el exceso de peso, por sí solo no puede proporcionar los beneficios. La calidad de la alimentación es importante, así como la salud y el ayuno.

- **Si tiene alguna condición médica, se recomienda practicar el ayuno bajo supervisión médica.** Si actualmente tiene diabetes, se encuentra embarazada o bajo tratamiento por una condición de salud crónica, es importante buscar el consejo de un profesional de la salud que conozca su condición médica y ayuno intermitente.

Si busca utilizar estrategias simples y adicionales para mejorar su salud general y reducir su dependencia hacia muchos medicamentos para enfermedades crónicas, considere utilizar un programa KetoFast.

Este es un sistema completo que comienza con un ayuno intermitente y una alimentación cetogénica cíclica, para mas tarde pasar a un ayuno parcial en lugar de un ayuno con agua.

Ya sea que elija practicar el ayuno intermitente o no, es importante evitar el consumo de alimentos al menos tres horas antes de dormir.

Eliminar este hábito puede desarrollar beneficios para la salud, ya que comer antes de la hora de dormir cuando el cuerpo no necesita energía puede afectar negativamente la salud de su **mitocondria.**

Cuando las mitocondrias reciben la cantidad adecuada de combustible, incluso el combustible adecuado, en el momento equivocado del día, puede comenzar a deteriorarse y funcionar de manera incorrecta. La disfunción mitocondrial establece las bases para las fallas posteriores de una variedad de sistemas corporales que conducen a las enfermedades crónicas.

Fuentes y Referencias

- National Institute of Diabetes and Digestive and Kidney Disease, Insulin Resistance and Prediabetes
- Centers for Disease Control and Prevention, Type 2 Diabetes
- Centers for Disease Control and Prevention, Long-term Trends in Diabetes, 2017
- Centers For Disease Control and Prevention, Diabetes 2017 Report Card
- Population Health Management, 2017;20(1):6-12
- World Health Organization, Diabetes
- National Institute of Diabetes and Digestive and Kidney Diseases, Current Burden of Diabetes in the U.S.
- Metabolism, 2019;97:9
- Journal of Applied Physiology, 2005;doi.org/10.1152/japplphysiol.00683.2005
- Embo Molecular Medicine, 2016;8:654
- Science Daily, May 9, 2016
- Medical Xpress, July 2, 2019
- National Institute of Diabetes and Digestive and Kidney Diseases, Pancreatic Islet Transplantation
- Medical News Today, June 28, 2018
- Cell Metabolism, 2017;25(5):1027
- Cell Metabolism, 2012;15(6):848
- International Journal of Obesity, 2011;35(5):714
- Nutritional Journal, 2013;12:146
- Clinical Science, 2017;131(22):2701
- Endocrine Reviews, 2018;39(4):489

- American College of Sports Medicine, September 14, 2018
- Neuroscience News, March 16, 2016
- PNAS, 2016;113(12)
- Encyclopedia Britannica, Mitchondrion

El ayuno Intermitente poderoso auxiliar para revertir la diabetes

Como ya sabemos, la medicina convencional sigue catalogando a la diabetes tipo 2 como un problema de azúcar en la sangre. Realmente tiene su origen en la resistencia a la insulina y la mala señalización de la leptina, que es causada por altos niveles crónicos de insulina y leptina. En otras palabras, es una enfermedad que proviene de la alimentación.

Por desgracia, como lo señaló el **Dr. Abhinav Diwan**, profesor asociado de medicina, biología celular y fisiología en la Escuela de Medicina de la Universidad de Washington en San Luis, Misuri:

"En general, el concepto de revertir o curar la diabetes ... no es bien aceptado en el campo de la medicina. Ni siquiera es un

objetivo terapéutico cuando las personas comienzan a tratar la enfermedad".

Esta es la razón por la que el enfoque de la comunidad médica para el tratamiento de la diabetes, que por lo general implica la administración de insulina, no está yendo a ninguna parte. Tratar la diabetes tipo 2 con insulina es una de las peores formas de hacerlo, e incluso en algunos casos puede conducir al desarrollo de diabetes tipo 1 (dependiente de la insulina).

La medicina convencional también continúa difundiendo información nutricional severamente errónea, como la recomendación de una alimentación rica en carbohidratos y el uso de endulzantes artificiales, que es otra razón más por la que la diabetes tipo 2 se ha disparado a tales proporciones epidémicas.

La mayoría de las personas están al borde de la diabetes.

Como he indicado anteriormente, se estima que, en los Estados Unidos, 30,3 millones de personas, tienen diabetes tipo 2. Otros 84 millones de adultos, aproximadamente 1 de cada 3, son prediabéticos.

La prediabetes se define como una elevación de la glucosa en la sangre de más de 100 miligramos por decilitro (mg/dl) pero inferior a 125 mg/dl, que es cuando se convierte formalmente en **diabetes tipo 2**.

Sin embargo, cualquier nivel de azúcar en la sangre en ayunas que regularmente sea superior a 90 mg/dl en realidad indica resistencia a la insulina, y la obra fundamental del **Dr. Joseph Kraft** sugiere que de hecho el 80% de las personas en el país, 8 de cada 10, son resistentes a la insulina, lo que significa que se dirigen seriamente hacia el desarrollo de la diabetes.

Esa es la mala noticia. El lado positivo es que la diabetes tipo 2 es reversible y el tratamiento no cuesta nada. De hecho, en realidad ahorra mucho tiempo y dinero. Me refiero al ayuno. Se ha demostrado que tanto el ayuno intermitente como el ayuno más prolongado de solo agua revierten la diabetes tipo 2.

El ayuno es una alternativa terapéutica a la insulina

¿EL AYUNO PREVIENE ENFERMEDADES?

Un reciente reporte de una serie de casos que fue publicado en *BMJ Case Reports* por el Dr. Jason Fung, detalla cómo se puede usar el ayuno como una alternativa terapéutica para la diabetes tipo 2. Como lo señalaron los autores, su artículo:

"...Demuestra la efectividad del ayuno terapéutico para revertir la resistencia a la insulina, lo que resulta en la suspensión de la terapia con insulina y al mismo tiempo mantiene el control de los niveles de azúcar en la sangre.

Además, estos pacientes pudieron perder cantidades significativas de peso corporal, reducir la circunferencia de su cintura, así como disminuir sus niveles de hemoglobina glicosilad".

Un reporte de series de casos no es un estudio controlado; más bien, solo presenta el historial de uno o más pacientes y podría proponer una hipótesis de por qué un tratamiento funcionó o no. En este caso, 3 pacientes con diabetes entre las edades de 40 y 67 años participaron en un régimen supervisado de ayuno con el fin de evaluar los efectos en sus requerimientos de insulina.

Los pacientes habían sido diagnosticados con diabetes tipo 2 durante 10, 20 y 25 años respectivamente, y consumían insulina todos los días.

De los tres pacientes, dos alternaron ayunos de 24 horas, mientras que uno ayunó durante 24 horas tres veces a la semana durante un período de varios meses. En los días de ayuno, se les permitía beber cantidades ilimitadas de líquidos bajos en calorías como agua, café, té y caldo de huesos, y cenar pocas calorías y carbohidratos.

En los días sin ayuno, se les permitía almorzar y cenar, pero todas sus comidas eran bajas en azúcar y carbohidratos refinados. El manual completo del régimen de ayuno que se utilizó se describe en el libro del Dr. Fung, titulado *The Complete Guide to Fasting*.

Dos de los pacientes pudieron suspender todos sus medicamentos para la diabetes, mientras que el tercero logró dejar tres de sus cuatro medicamentos. Además, los tres perdieron entre el 10% y18 % de su peso corporal. Según lo informado por los autores:

"En nuestro estudio, los tres pacientes eliminaron la necesidad de insulina al iniciar un régimen terapéutico de

ayuno. Los tres pacientes tuvieron éxito en un periodo de un mes y uno de ellos lo logró en tan solo cinco días.

Además, todos los pacientes mejoraron en varios otros indicadores de resultados de salud clínicamente significativas, como la HbA1C, índice de masa corporal y circunferencia de la cintura...

Como tal, los pacientes con DT2 pueden revertir sus enfermedades sin preocuparse por los efectos secundarios y la carga financiera de muchos productos farmacéuticos, así como los riesgos desconocidos a largo plazo y la incertidumbre de la cirugía, todo mediante el ayuno terapéutico".

En otro ensayo similar con la participación de personas con diabetes tipo 2, se les brindó una alimentación severamente limitada en calorías, en la que consumieron solo 600 calorías al día durante ocho semanas.

Al final del ayuno, todos estaban libres de la enfermedad, y tres meses después, luego de haber retomado su alimentación regular, siete de los 11 participantes seguían sin diabetes.

¿Por qué el ayuno es una intervención tan poderosa para la diabetes?

El **ayuno**, que es una de las intervenciones más poderosas que conozco para abordar la diabetes tipo 2 y la resistencia a la insulina. En última instancia, la diabetes solo es un síntoma de la resistencia a la insulina, que es el problema subyacente.

La **resistencia a la insulina**, que resulta en una disfunción mitocondrial, también es una causa subyacente del cáncer, **enfermedades cardíacas**, **Alzheimer** y otras enfermedades degenerativas, y todo comienza porque el organismo no puede quemar grasa como su combustible principal.

Cuando el cuerpo depende principalmente del azúcar, se generan más especies reactivas de oxígeno (ROS), que dañan las mitocondrias de las células. El ayuno regula en gran medida la **autofagia** y **mitofagia** de forma positiva, y estimula la biosíntesis mitocondrial durante la fase de realimentación, lo que permite que su cuerpo se regenere de manera natural.

De hecho, la investigación publicada el año pasado demostró que el **ayuno parcial en realidad ayuda a regenerar el páncreas**, al promover la generación de células beta que producen insulina, las cuales son células que detectan el azúcar en la sangre y liberan insulina si los niveles sanguíneos de azúcar aumentan demasiado.

Por medio de este efecto restaurador en el páncreas, la **alimentación que limita el ayuno** también revirtió los síntomas de la diabetes en ratones. **Ph. D. Valter Longo**, profesor de gerontología y ciencias biológicas y director del USC Longevity Institute, dirigió el estudio y explicó los resultados:

"Nuestra conclusión es que incitar a los ratones a un estado extremo y después revertirlo —al inducir la inanición y luego alimentarlos nuevamente— las células del páncreas se activan para usar algún tipo de reprogramación del desarrollo que reconstruye la parte del órgano que ya no está funcionando...

Médicamente, estos hallazgos pueden ser muy importantes porque hemos demostrado —al menos en modelos de ratón— que puede usar la alimentación para revertir los síntomas de la diabetes.

Desde el punto de vista científico, los hallazgos quizás sean aún más importantes porque hemos demostrado que puede usar la alimentación para reprogramar las células sin tener que realizar alteraciones genéticas".

El origen de la diabetes tipo 2 es el exceso de azúcar en su alimentación

Una vez que comprenda lo que realmente es la resistencia a la insulina y la diabetes tipo 2, entenderá por qué algo tan simple como abstenerse de comer durante un período de tiempo puede ser una intervención tan poderosa.

A diferencia de las enfermedades infecciosas, no es posible tratar la enfermedad metabólica por medio de medicamentos ya que las enfermedades metabólicas, como la diabetes, tienen su origen en el estilo de vida, sobre todo en la alimentación.

Como fue explicado por el Dr. Fung: *"Debe emplear tratamientos metabólicos, por eso es tan importante usar la grasa como combustible... Recuerde, la glucosa ingresa a la célula y la resistencia a la insulina ocurre cuando la glucosa no sale de la célula. De modo que durante años hemos usado el paradigma de la cerradura.*

Es decir, la célula se encuentra cerrada. Fuera de la célula hay sangre, y cuando la insulina aparece, la llave da vuela, abre la puerta y entra la glucosa. Entonces, si hay insulina, ¿por qué no entra la glucosa?... Podría medir la insulina y el nivel reflejado sería alto. Puede observar el receptor de insulina, es decir, la puerta, que parece completamente normal.

De esta manera la medicina convencional concluyó: "Bueno, tal vez haya algo que esté afectando al mecanismo. Hay algo atascado en la cerradura que no permite que se abra correctamente, por lo tanto, la glucosa no puede ingresar a la célula.
Hay un gran problema con este tipo de paradigma, porque si eso sucede, la célula no tiene glucosa y debe estar muriendo de hambre.

Perdería mucho peso; tendría un hígado muy delgado. Toda su grasa desaparecería, porque si lo piensa, en la diabetes tipo 1 sin tratar, donde no obtiene suficiente insulina, eso es exactamente lo que ocurre. La célula literalmente se muere de hambre y todo se deteriora... Pero eso no es lo que está sucediendo en este caso.

En la diabetes tipo 2, por lo general se observa a personas con obesidad y abdomen amplio... En este caso, lo que en realidad ocurre es un síndrome de saturación. La célula no puede aceptar más glucosa porque ya está repleta de la misma.

Esa es la razón por la que padece resistencia a la insulina. La insulina está tratando de llevar glucosa a la célula, pero la célula se encuentra llena... Entonces, en realidad, es un mecanismo de saturación...

También es la razón por la que su hígado está lleno, es un gran hígado graso. El hígado está ocupado tratando de deshacerse de toda esa glucosa convirtiéndola en grasa... Ahora, si la diabetes tipo 2 y la resistencia a la insulina son lo mismo, en realidad se trata de una cantidad elevada de azúcar. Esa es la conclusión.

Y si entiende que todo el problema es el exceso azúcar, entonces la solución es no usar más insulina para llevar más glucosa a una célula que ya se encuentra llena. La clave es deshacerse de todo. Entonces, lo que debe hacer es: 1) No ingresar más azúcar en su sistema, porque ya tiene demasiada y 2) quemarla".

¿Por qué la terapia con insulina podría causar más perjuicio que beneficio?

Ahora bien, cuando tomamos insulina, la insulina añadida permite al organismo usar más de ese exceso de glucosa, pero la convierte en grasa.

Esta es la razón por la que la mayoría de las personas con diabetes que toman insulina terminan subiendo de peso, que es exactamente lo opuesto a un progreso saludable, ya que cuanto más peso aumenta, más empeora su diabetes y más insulina necesita.

Como lo señaló el Dr. Fung, este tratamiento resulta ilógico ya que las personas con diabetes ya tienen altos niveles de insulina.

¿Por qué añadirle más insulina a una situación en la que ya posee demasiada insulina? *A una persona con hipertiroidismo, no se le administra más hormona tiroidea.*

A un alcohólico, no le da más alcohol. Es exactamente lo que no debe hacer. De hecho, si sus niveles de insulina son demasiado altos y esa es su enfermedad, necesita disminuir la insulina. Al administrar insulina, en realidad está empeorando el problema principal", dice.

La investigación también ha confirmado que la terapia con insulina no aumenta significativamente la esperanza y calidad de vida. Según informó el sitio web *Medical News Today:*

"Estiman que una persona con diabetes tipo 2 que comienza la terapia con insulina a los 45 años y reduce un 1% sus niveles de hemoglobina A1c, puede experimentar 10 meses adicionales de vida saludable.

Pero en un paciente que comienza un tratamiento para la diabetes tipo 2 a la edad de 75 años, estiman que la terapia solo puede brindarle tres semanas adicionales de vida saludable. Los investigadores dicen que esto hace que se plantee la pregunta: **¿valen la pena 10 a 15 años de pastillas o inyecciones con posibles efectos secundarios?".**

Para algunos, el tratamiento con insulina puede promover la progresión rápida de la enfermedad

Un posible efecto secundario realmente significativo de la terapia con insulina es la progresión de la diabetes reversible a irreversible. Esto se demostró en un estudio de 2014 que fue publicado en el *Journal of Clinical Endocrinology & Metabolism.*

El estudio encontró que la administración de insulina transgénica recombinante, que es el tipo que se suele utilizar, en personas con diabetes tipo 2 con cierta susceptibilidad genética, puede hacer que sus organismo produzcan anticuerpos que destruyen sus células productoras de insulina (células de los islotes pancreáticos).

Básicamente desencadena una respuesta de enfermedad autoinmune, lo que provoca que padezca diabetes tipo 1 y 2 simultáneamente. El tiempo promedio de aparición de la diabetes tipo 1 fue de 7,7 meses. Un participante del estudio desarrolló diabetes tipo 1 en poco más de un mes.

De acuerdo con los autores, el grave deterioro del control de la glucosa en la sangre después de recibir insulina es una señal de advertencia de este problemático efecto secundario. De acuerdo con este estudio, los genes que lo predisponen a esta respuesta autoinmune a la insulina son:

- Se cree que los HLA clase II de alto riesgo de diabetes tipo 1 (IDDM1), desempeñan un papel en cerca de la mitad de todos los casos de diabetes tipo 1, y
- El genotipo VNTR (IDDM2), que se cree que predispone a la diabetes tipo 2

El tratamiento con insulina aumenta el riesgo de varias complicaciones

Además, un estudio realizado en 2013 encontró que tratar la diabetes tipo 2 con insulina duplicó con creces el riesgo de mortalidad por todas las causas en los pacientes. También conduce a:

- *3.5 veces más complicaciones renales*
- *2.2 veces más propenso a la muerte*
- *2.1 veces más neuropatías*
- *2 veces más infartos de miocardio*

- *1.7 veces más incidentes cardíacos graves*
- *1.4 veces más derrames cerebrales*
- *1.4 veces más probabilidades de cáncer*
- *1.2 veces más complicaciones oculares*

Un estudio que fue publicado en la revista *Diabetologia* en el 2014 también encontró que los pacientes con diabetes y cáncer tienen un riesgo de muerte significativamente elevado.

Los pacientes con diabetes que usaban insulina en el momento de su diagnóstico de cáncer tuvieron una tasa de mortalidad cuatro veces mayor un año después del diagnóstico de cáncer en comparación con los pacientes sin diabetes, o aquellos que no tomaban insulina para controlar la enfermedad.

Aunque fue un estudio observacional, lo que significa que no puede establecerse una causalidad, los resultados siguen siendo dignos de mencionar.

Otros medicamentos para la diabetes también plantean riesgos. Por ejemplo, el *Avandia* se ha relacionado con un riesgo 43% mayor de ataque cardíaco y 64% de muerte cardiovascular, en comparación con otros tratamientos.

Por lo tanto, es muy importante comprender que la diabetes tipo 2 se controla mejor mediante la restauración de la sensibilidad a la insulina y leptina, y esto es precisamente lo que hace el ayuno. También reducirá drásticamente su riesgo de diabetes al:

- Limitar los granos y azúcares en su alimentación y consumir suficientes grasas saludables alimenticias, incluido la **omega-3 de origen animal**
- Hacer ejercicio con regularidad
- Obtener suficiente **sueño reparador**. En un estudio de 10 años de duración de 70.000 mujeres sin diabetes, las mujeres que dormían menos de cinco horas o más de nueve por noche tenían 34% más probabilidades de desarrollar síntomas de diabetes que las que dormían de siete a ocho horas por noche
- **Optimizar su nivel de vitamina D** a entre 60 y 80 ng/mL
- **Optimizar su nivel de magnesio**. El magnesio desempeña un papel importante en la homeostasis de la glucosa e insulina y se requiere para activar la tirosina quinasa, una enzima necesaria para el correcto funcionamiento de los receptores de insulina

Un estudio de 2013 realizado con la participación de personas con prediabetes encontró que la mayoría consumía cantidades inadecuadas de magnesio, y aquellos con el mayor consumo de magnesio redujeron en un sorprendente 71% su riesgo de azúcar en la sangre y problemas metabólicos.

Si está tomando algún medicamento acuda con un médico experto

Si bien el ayuno es una intervención profundamente efectiva para tratar la diabetes tipo 2, debe tener cuidado si padece diabetes. En caso de tomar medicamentos, sobre todo para el azúcar en la sangre, debe asegurarse de hablar con su médico porque existe el riesgo de que sus niveles de azúcar en la sangre terminen bajando demasiado.

Si está tomando insulina y sigue tomándola mientras ayuna, podría desarrollar problemas. Por lo tanto, es importante monitorear sus niveles de azúcar en la sangre y ajustar su medicación como corresponda. Como se señaló anteriormente por el Dr. Fung:

"Recuerde, el ayuno reducirá sus niveles de azúcar en la sangre, y su insulina o los medicamentos disminuirán sus

niveles de azúcar en la sangre, por lo que habrá una especie de dos mecanismos reduciendo sus niveles de azúcar en la sangre.

Bajar los niveles de forma repentina puede ocasionar convulsiones, hacer que termine en urgencias y sin duda podría causar la muerte. Y esa es una de las cosas de las que deben tener mucho cuidado. Así que sí, puede hacerlo, pero debe asegurarse de que sea en un entorno supervisado con alguien experto en el tema".

El ayuno parcial periódico es clave para el bienestar y la salud en general

Al regular la autofagia y mitofagia, estimular la biosíntesis mitocondrial y desencadenar la regeneración de células madre, el ayuno parcial, con días de 300 a 700 calorías con base en la masa corporal magra, no solo es beneficioso para abordar la diabetes tipo 2 y **obesidad**, sino también para su salud en general y probablemente incluso para la longevidad.

De hecho, hay evidencia que sugiere que el ayuno puede ayudar a prevenir o hasta revertir la demencia, ya que le ayuda al organismo a desechar los residuos tóxicos.

Al disminuir la insulina, también aumenta otras hormonas importantes, como la hormona del crecimiento (también conocida como la hormona de la aptitud), que es importante para el desarrollo muscular y la vitalidad general.

Como el Dr. Fung señaló anteriormente, el ayuno es *"sin duda alguna una de las claves del bienestar"*. Otras afecciones que pueden beneficiarse del ayuno incluyen *los ovarios poliquísticos, riñones poliquísticos y las células cancerosas de rápido crecimiento.*

La razón es que cuando aumenta la autofagia, el organismo comienza a descomponer las proteínas viejas, incluidas las células de rápido crecimiento. Posteriormente, durante la fase de realimentación, la hormona del crecimiento aumenta, lo que incrementa la reconstrucción de nuevas células y proteínas. Es decir, reactiva y acelera el ciclo de renovación natural de su cuerpo.

Fuentes y Referencias

- Mercola.com, May 31, 2005
- CNN October 10, 2018
- Diabetes.org

- Mayo Clinic, Prediabetes Overview
- The Fat Emperor May 10, 2015
- BMJ Case Reports 2018; doi:10.1136/bcr-2017-221854
- Health Day October 10, 2018
- The Complete Guide to Fasting, Jason Fung
- The Guardian April 2, 2017
- Cell February 23, 2017; 168(5): 775-788
- Low Carb Kitchen February 10, 2017
- Mercola.com April 1, 2018
- JAMA Internal Medicine 2014 Aug;174(8):1227-34
- Medical News Today July 1, 2014
- Clinical Endocrinology & Metabolism September 1, 2014; 99(9): E1793-E1797
- J Clin Endocrinol Metab. 2013 Feb;98(2):668-77
- Diabetologia May 2014;57(5):927-34
- Mercola.com, April 5, 2003
- Mercola.com, March 08, 2003
- Diabetologia 1990 Sep;33(9):511-4
- Tech Times July 2, 2014
- Nutrients September 27, 2013

El Ayuno intermitente efectivo para bajar la Presión Arterial

La presión arterial es una medida de la fuerza que la sangre puede ejercer sobre las arterias a medida que se mueve por el cuerpo. Por lo general esta presión aumenta y disminuye a lo largo del día. Pero cuando se mantiene elevada, podría dañar el corazón y causar otros problemas de salud.

Cuando la Asociación Americana del Corazón (AHA) y otras organizaciones de salud cambiaron los parámetros de la presión arterial, una gran cantidad de personas, que alguna vez se consideraron saludables, fueron diagnosticadas con presión arterial alta.

La AHA estima que 103 millones de adultos en los Estados Unidos padecen presión arterial alta, gracias a la nueva medida de 130/80. A este problema de salud se le conoce cómo el "asesino silencioso", ya que la única manera de reconocerlo es al medirlo. Una de las mejores maneras de proteger la salud es al mantenerla bajo control.

La presión arterial alta aumenta la fuerza de los vasos sanguíneos grandes y pequeños, lo cual puede explicar el daño que causa. Está relacionada con el desarrollo de *enfermedades cardiacas, deterioro cognitivo, demencia, enfermedad renal, pérdida de visión y derrame cerebral.*

El ayuno tiene un efecto positivo en la presión arterial

A principios de la década del año 2000, los científicos que investigaron los **beneficios del ayuno** descubrieron que el ayuno no solo bajo la presión arterial en un grupo de 174 personas, sino que los efectos duraron más de lo previsto. Las personas que presentaron una presión arterial de 140/90 se sometieron a un ayuno de agua supervisado médicamente durante un promedio de 10 a 11 días.

Dos o tres días antes de comenzar el ayuno, su alimentación se limitó a frutas y verduras. Después del ayuno, los investigadores encontraron que el 89% de las personas tenía una presión arterial menor a 140/90, que era el límite de la presión arterial alta al momento del estudio.

Esta disminución fue de 37/13, mientras que las personas que tenían la presión arterial más alta experimentaron muchos más beneficios. Las personas cuya presión superaba los 180/110 experimentaron una disminución promedio de 60/17 al final del estudio.

Se experimentaron menores niveles de presión arterial después de que las personas comenzaron a consumir alimentos, lo que sugiere que el ayuno puede haber comenzado a normalizar la presión arterial y podría mantenerse.

Los investigadores monitorearon a 42 personas después de 27 semanas y encontraron que la presión arterial media era de 123/77. Llegaron a la conclusión de que, aunque no se podía generalizar, los resultados sugieren que las personas con presión arterial alta pueden disfrutar de beneficios sostenibles cuando continúan llevando una alimentación equilibrada.

El ayuno afecta los lípidos y los niveles de insulina

En otro pequeño estudio piloto de 2017, los investigadores publicaron resultados similares en personas con **diabetes tipo 2**. Las personas se sometieron al ayuno de Buchinger durante una semana, que es un tipo de ayuno en el que las personas queman su propia grasa como combustible, durante el cual solo se les permite consumir 300 calorías por día de líquidos y reintroducir los alimentos de manera gradual.

Solo 32 personas completaron el estudio. Después de cuatro meses, el peso promedio de las personas fue 3.5 kg frente 2.0 kg en el grupo control y menores niveles de presión arterial.

Un estudio anterior involucró mujeres con obesidad moderada y con presión arterial alta, las cuales experimentaron menores niveles en las primeras 48 horas de ayuno. Los investigadores también descubrieron que el ayuno intermitente a corto plazo reducía la presión arterial que se tomaba en la oficina, pero no afectaba la presión central ni las mediciones tomadas en casa.

La investigación sobre el ayuno no se ha limitado a medir solo los cambios en la presión arterial. Los autores de un estudio descubrieron que las personas con **obesidad** se beneficiaron de diferentes maneras. Se hospitalizo a un grupo de 110 personas durante tres semanas para realizar un ayuno.

En el transcurso de un ayuno médicamente supervisado de tres semanas, descubrieron que las personas experimentaron menores niveles de presión arterial y lípidos y mejores niveles de gluco-regulación, incluyendo la sensibilidad a la insulina.

Aunque existen algunos factores relacionados con la longevidad que podrían estar fuera de su control, los tipos de alimentos que consume y el momento del consumo son factores importantes. El ayuno podría ser una de las mejores maneras de activar la capacidad para promover la protección y la regeneración celular.

Como resultado, el ayuno podría restablecer los sentidos del olfato y el gusto. El sentido del olfato podría influir en la elección de alimentos. Los investigadores encontraron que los altos niveles de insulina redujeron el sentido del olfato y cambiaron la manera en la que experimentaron el sabor de los alimentos. Esto mejoró después de un ayuno de 24 horas.

El ayuno tiene un impacto positivo en el **microbioma intestinal**. Existe evidencia de que el microbioma influye en el sistema inmunológico, el control del peso y el desarrollo de enfermedades crónicas. Los resultados de los estudios en animales indican que restringir las calorías de por vida *"cambia la estructura general del microbiota intestinal"* al promover la longevidad. Estos cambios:

"disminuyeron los niveles séricos de proteínas que se unen a los lipopolisacáridos, lo que sugiere que los animales que restringen el consumo de calorías pueden establecer una estructura equilibrada del microbiota intestinal que puede ejercer un beneficio a través de una menor carga de antígeno del intestino".

La diabetes tipo 2 es una afección crónica agravada por el ayuno y los cambios en el microbioma intestinal. La resistencia a la insulina marca las bases de este problema de salud, y el ayuno es un factor clave. Mejorar la sensibilidad a la insulina ayuda a controlar el peso y revertir la diabetes.

¿EL AYUNO PREVIENE ENFERMEDADES?

El ayuno y la alimentación con restricción de tiempo desempeñan un papel importante en la demencia. Recordemos que más de 5 millones de personas en los Estados Unidos tienen Alzheimer, que es un tipo de demencia.

Es importante recordar que existen pasos sencillos que pueden reducir estas cifras, como el ayuno que ayuda a regular ascendentemente la autofagia, que es el proceso necesario para renovar la función celular.

Intervención metabólica repleta de mitos

Uno de esos desafíos es comprender los mitos que rodean la práctica. Uno de ellos, es que el ayuno disminuye la masa muscular. En su libro, el Dr. Fung explica que el ayuno no genera perdida muscular por el proceso y la regulación descendente del catabolismo de las proteínas y la regulación ascendente de las hormonas de crecimiento. Y explicó lo siguiente:

"Lo interesante es que 1 /2 kg de grasa equivale a casi 3.500 calorías. Al consumir 1.800 a 2.000 calorías por día, se necesitan dos días completos de ayuno para quemar una libra de grasa, lo cual sorprende a muchas personas.

Si está tratando de perder 45 kg, en teoría tendría que ayunar por 200 días solo para quemar toda esa grasa. Mientras que las personas se preocupan por ayunar por 24 horas. Les recomiendo que lo hagan por 200 días y entonces piensan que podría ser bueno hacerlo por 24 horas'".

El segundo mito que impide que ayunen es pensar que morirán de hambre y que retendrán todas las calorías. Sin embargo, esto no sucede con el ayuno. En cambio, es una manera eficiente de aumentar la energía:

"Este mito se refiere a cuándo el metabolismo comienza a disminuir en lugar de quemar 2.000 calorías por día, el cuerpo comienza a quemar 1.000 calorías por día.

En ese caso, incluso si consume solo 1.500 calorías al día, es posible que recupere su peso. Eso es lo que sucede cuando bajo su consumo de calorías. Sabemos que a medida que reduce el consumo de calorías, el gasto de calorías también disminuye.

El hambre aparece cuando solo intenta reducir las calorías. Lo cual no sucede con el ayuno. Lo que sucede durante el ayuno es que después de cuatro días, la tasa metabólica basal es 1 % más alta que cuando comenzó.

El organismo no se detiene en lo absoluto. De hecho, lo que hace es que cambia las fuentes de combustible. En lugar de quemar alimentos comienza a quemar grasa. Una vez que entre en modo de quema de grasa, su organismo dice: hay más calorías por quemar, quememos 2.000 calorías más".

La insulina es un factor importante

La insulina es la hormona que el organismo utiliza para determinar si la energía se almacena o se quema. Cada vez que consumimos alimentos, los niveles de insulina aumentan, y cuanto más aumentan, mayor es la cantidad de energía que el organismo almacena. Lo contrario sucede cuando la insulina disminuye, ya que el organismo libera energía.

Durante la resistencia a la insulina, los niveles permanecen altos, por lo que el organismo almacena las grasas. Ahora, si no se genera una señal para quemar energía, aumenta la sensación de cansancio. Esta es una razón por la que es tan difícil perder peso con la resistencia a la insulina.

Para detener este ciclo, es necesario mantener bajos los niveles de insulina, y aquí es donde el ayuno aporta sus beneficios. Durante el ayuno, los niveles de insulina disminuyen y permiten quemar la energía almacenada. El Dr. Fung describe la sorpresa de las personas de que no tienen hambre mientras ayunan.

Esto sucede porque el organismo ha comenzado a quemar grasa y no necesita calorías adicionales. Existen otros factores relacionados entre la resistencia a la insulina y la presión arterial alta. Sin embargo, se ha preguntado qué fue primero.

Los investigadores han estado buscando una respuesta, y aunque saben que estos problemas suceden al mismo tiempo, no está claro qué sucede primero. Por lo tanto, el ayuno podría bajar la presión arterial al bajar la resistencia a la insulina.

Ciertos alimentos pueden ayudar a bajar la presión arterial

El ayuno puede ayudar a bajar la presión arterial, y los alimentos que consumimos también pueden hacer lo mismo. La calidad de la salud se ve afectada de manera directa por los alimentos que consumimos. Dado que la presión arterial no es un aspecto separado de la salud, sino más bien algo que está relacionado con otras funciones corporales, es importante hacer todo lo posible para normalizarla.

Es importante evitar ciertos alimentos y consumir otros para ayudar a mantener la presión arterial normal. Vale la pena destacar que las personas que viven en la región del Mediterráneo son las personas más saludables y longevas del mundo. La región del mediterráneo es conocida por sus aceitunas y **aceite de oliva**, vegetales frescos, frutas, mariscos y consumo poco frecuente de carnes rojas.

Esta alimentación es baja en azúcar con cantidades moderadas de proteína, un alto contenido de frutas y verduras y grasas saludables. El **Dr. Stephen Sinatra** promueve la dieta mediterránea modificada (PAMM) que busca evitar los *"alimentos que contienen azúcar, harina refinada, aceites hidrogenados, jugos de frutas procesados y aceites omega-6 como el de maíz, cártamo, soya y canola"*.

El programa KetoFasting, que combina una dieta cetogénica cíclica y un ayuno intermitente con ayuno parcial cíclico, es otra manera de optimizar la salud. Este programa incorpora grasas saludables que le ayudan a sentirse saciado y aceleran la autofagia.

Es muy sencillo integrar algunos alimentos saludables y sabrosos a nuestra rutina diaria. La arúgula es rica en potasio, magnesio y calcio, todos los cuales son importantes para la salud del corazón. Los pistaches, el aceite de oliva, los tomates y el apio son alimentos que ayudan a mantener la flexibilidad de las arterias y la presión arterial baja".

Fuentes y Referencias

- Circulation, 2018;137:e67
- American Heart Association, Summer 2018
- American Heart Association
- National Institute on Aging, June 16, 2016
- American Heart Association, Health Threats From High Blood Pressure
- Journal of Manipulative and Physiological Therapeutics, 2001;24(5)
- Experimental and Clinical Endocrinology and Diabetes, 2017; 125(9):618
- Buchinger/Wilhelmi
- Acta Medica Scandinavica 1988;223(6)
- Journal of the American Society of Hypertension, 2018;12(1)
- Srp Arh Celok Lek, 2007;135(7-8):440
- University of Southern California, February 2, 2018
- Appetite, 2012; doi:10.1016/j.appet.2012.02.050
- Nature Communications, 2013;4(2163)
- Science Daily, May 21, 2019
- Open Heart, 2019; 6: e001028
- Alzheimer's Association
- Circulation, 2005; 112:1678
- Current Atherosclerosis Reports, 2012;14(2):160
- Dr. Sinatra, April 24, 2019

Estudios científicos indican que el Ayudo intermitente genera el páncreas

Como he repetido hasta la saciedad, el ayuno es una herramienta poderosa que casi todas las personas podrían utilizar para controlar su salud. La investigación realizada con animales indica que llevar una alimentación que simula el ayuno no solo puede ayudar a que el páncreas se regenere a sí mismo, sino que también podría revertir los síntomas de la diabetes.

En otro estudio que también se realizó con ratones de laboratorio, restringir las calorías diarias a un intervalo de seis horas, disminuyó significativamente los niveles de una proteína mutante específica que desempeña un rol en la enfermedad de Huntington.

Dados estos resultados, así como otras investigaciones, continúan apareciendo grandes beneficios del ayuno.

Si aún no ha considerado como el ayuno podría hacer una diferencia positiva en su salud, le invito a seguir leyendo, y también a considerar uno de estos tres métodos: La alimentación que simula el ayuno, ayuno intermitente o ayuno de solo agua. El ayuno es una de las mejores herramientas que puede implementar para combatir enfermedades crónicas.

La alimentación que simula el ayuno ha regenerado el páncreas y eliminado la diabetes en ratones de laboratorio.

En un estudio publicado en la revista Cell, un grupo de investigadores de los Estados Unidos, entre los cuales, la mayoría estaban afiliados a la Universidad del Sur de California (USC), sugieren que el **páncreas podría regenerarse a sí mismo al llevar una alimentación que simula el ayuno**.

En experimentos realizados con animales, los científicos dirigidos por el **Ph.D. Valter Longo**, profesor de gerontología y ciencias biológicas, y Director del instituto de longevidad de USC, pudieron restaurar la función pancreática por medio de una versión modificada de alimentación que simula el ayuno. Este tipo de alimentación se caracteriza por tener períodos de festines e inanición.

Longo señala que esta alimentación promovió la "generación de células beta productoras de insulina, que se asemejan a las observadas durante el desarrollo pancreático". Las células beta detectan el azúcar en la sangre y liberan insulina, si los niveles de azúcar en la sangre están demasiado elevados.

Debido a sus efectos restauradores en el páncreas, la alimentación que simula el ayuno también revirtió los síntomas de la diabetes en ratones de laboratorio.

En palabras de Longo, *"nuestra conclusión es que, al llevar a los ratones a un estado extremo y, posteriormente, devolverlos al estado anterior – a través de dejarlos morir de hambre y luego alimentándolos nuevamente — las células del páncreas se activan para utilizar algún tipo de reprogramación del desarrollo, lo que reconstruye la parte del órgano que ya no funcionaba".*

Los experimentos reflejaron notables beneficios en los ratones diabéticos; es decir, en los modelos de ratones, los ciclos de la alimentación que simulaba el ayuno restauraron la liberación de insulina y la homeostasis de glucosa, tanto en la **diabetes** tipo 1 como en la del tipo 2. Longo declaró que:

"En términos médicos, estos descubrimientos tienen el potencial de ser muy importantes porque hemos demostrado que, al menos en modelos de ratones, puede implementarse

un tipo de alimentación para revertir los síntomas de la diabetes.

Científicamente, quizás estos hallazgos sean aún más importantes, porque hemos demostrado que se puede implementar una alimentación para reprogramar las células, sin tener que realizar alteraciones genéticas".

¿Cómo funciona el enfoque de alimentación que simula el ayuno?

A diferencia del ayuno tradicional centrado en la abstinencia de alimentos durante un período de tiempo, una alimentación que simula el ayuno le permite consumir una cantidad muy reducida de calorías, generalmente durante un período de cinco días, de tal manera que le permita obtener algunos de los mismos beneficios terapéuticos del ayuno tradicional.

La alimentación que simula el ayuno propuesta por Longo, involucra restringir las calorías a entre 800 y 1.100 calorías por día, durante cinco días, cada mes. Este enfoque promueve más el cumplimiento, ya que a muchas personas podría parecerles muy difícil hacer un ayuno de solo agua durante cinco días.

La estrategia de llevar una alimentación baja en calorías brinda muchos beneficios, y a la vez disminuye la probabilidad de padecer efectos secundarios adversos.

Los cinco días de restricción calórica se realizan al elegir alimentos **bajos en proteínas y carbohidratos**, y altos en grasas saludables. El resto del mes, puede comer lo que quiera. El objetivo es simular los períodos de festines e inanición. Si bien, todo eso podría parecer simple, Longo sugiere inmediatamente que es mejor llevar una alimentación con orientación médica.

Todo se reduce a: *"No lo intente en casa"*. Longo indica que: *"Esta alimentación es mucho más sofisticada de lo que las personas creen"*.

La restricción calórica también demuestra ser una promesa para la enfermedad de Huntington

La nueva investigación de científicos canadienses, publicada en la revista Acta Neuropathologica Communications, indica que restringir el consumo de alimentos a un período de tiempo específico al día, podría beneficiar a quienes padecen la enfermedad de Huntington.

En los Estados Unidos, más de 30.000 personas padecen esta enfermedad neurológica progresiva que, generalmente, se manifiesta entre las edades de 30 a 50 años.

Los síntomas de la enfermedad de Huntington incluyen el deterioro cognitivo, movimientos involuntarios (corea) y problemas de movilidad. La mayoría de los enfoques convencionales implican tomar medicamentos, como la tetrabenazina, para controlar síntomas como la corea.

Con los ratones de laboratorio, los investigadores descubrieron que, al limitar el consumo de calorías al mismo período de seis horas diarias, los modelos presentaban una mejora en el estado de la enfermedad de Huntington.

Específicamente, este estricto programa de alimentación, que incluía hacer un ayuno durante las 18 horas restantes de cada día, dio como resultado una disminución significativa en los niveles de una proteína mutante específica que desempeña un rol en la enfermedad de Huntington.

La enfermedad es causada por una mutación hereditaria en el gen de la huntingtina (HTT), que se trasmite de padres a hijos. La forma mutante HTT es denominada como mHTT; se cree que trabaja en combinación con otras proteínas corporales para acelerar la progresión de la enfermedad.

El estudio reveló que, en los ratones, la restricción de alimentos desencadenaba un proceso llamado autofagia, un proceso de autolimpieza celular que elimina los componentes dañados o innecesarios.

Los investigadores notaron que la autofagia inducida por el ayuno reducía los niveles de mHTT en el cerebro de los roedores. En referencia a esta investigación, el autor principal del estudio, el **Ph.D Dagmar Ehrnhoefer**, investigador principal del Centro de Innovación BioMed X, en Heidelberg, Alemania, declaró que:

"Sabemos que los aspectos específicos de la autofagia no funcionan adecuadamente en pacientes que padecen la enfermedad de Huntington.

Nuestros descubrimientos sugieren, al menos en ratones, que, cuando ayuna o come en ciertos períodos de tiempo muy controlados, sin comer entre horas, su cuerpo comienza a estimular un mecanismo alternativo, aún funcional, de autofagia, que podría ayudar a disminuir los niveles de la proteína mutante cerebral, huntingtina".

El coautor del estudio **Ph.D Dale Martin**, profesor auxiliar del departamento de biología de la universidad de Waterloo, en Waterloo, Ontario, Canadá, indico que:

"Se necesita realizar más estudios, pero tal vez algo tan simple como un programa alimenticio modificado podría proporcionar algún beneficio, en los pacientes con la enfermedad de Huntington y podría ser complementario con algunos tratamientos que se aplican actualmente en ensayos clínicos".

Hacer un ayuno de agua durante varios días es otra excelente intervención metabólica

Con respecto al ayuno de solo agua, ABC Science indica que:

"Después de hacer dos o tres días de ayuno, obtendrá energía de dos fuentes diferentes al mismo tiempo. Una pequeña fracción de su energía provendrá de la desintegración muscular, pero podría evitarlo al hacer un entrenamiento de

resistencia… La mayoría de su energía provendrá de la descomposición de grasa.

Pero muy pronto, hará una transición para obtener toda su energía de la descomposición de grasa. Las moléculas de grasa se dividen en dos sustancias químicas separadas, glicerol, el cual puede convertirse en glucosa y ácidos grasos libres, que pueden convertirse en otras sustancias químicas llamadas cetonas.

Su cuerpo, incluyendo a su cerebro, podría utilizar esta glucosa y cetonas hasta que finalmente se agoten los niveles de grasa.

En los seres humanos, el ayuno parece proporcionar beneficios saludables en la presión arterial alta, diabetes, asma y epilepsia infantil. En el caso de los animales, el ayuno parece disminuir el deterioro cognitivo que ocurre en padecimientos como la enfermedad de Parkinson y Alzheimer".

Es posible que parezca que empezar primero con un ayuno intermitente podría preparar al organismo y la mente para hacer un ayuno de solo agua. Simplemente, al ampliar el rango de horas que ayuna se podría acondicionar al organismo para no comer durante días. Incluso, si hace un ayuno intermitente durante menos de 20 horas, ayudará a su cuerpo a comenzar a utilizar las grasas como combustible.

Le recomiendo tomar un suplemento multimineral de alta calidad cada vez que haga un ayuno de solo agua, y también debe continuar tomando sus suplementos nutricionales regulares. Si toma un suplemento de magnesio, debe considerar que podría producirle heces muy blandas durante el proceso de ayuno. También, necesita consumir sal de alta calidad.

Los beneficios saludables de llevar una alimentación que simula el ayuno.

En su libro **"The Longevity Diet: Discover the New Science Behind Stem Cell Activation and Regeneration to Slow Aging, Fight Disease and Optimize Weight"** (La dieta de longevidad: Descubra la nueva ciencia detrás de la activación y regeneración de las células madre, para reducir el envejecimiento, combatir enfermedades y optimizar el peso), el Dr. Longo sugiere que el protocolo para simular el ayuno sustenta su salud y bienestar general porque le ayuda a mantener niveles saludables de:

- Proteína C reactiva, un indicador de inflamación
- Glucosa en ayunas
- Factor de crecimiento insulínico tipo 1, un indicador relacionado con mayor riesgo de mortalidad y daño en el ADN
- Células madre y marcadores regenerativos

Más allá de eso, según el Dr. Longo, la alimentación que simula el ayuno protege y rejuvenece al cuerpo ya que aborda diversos sistemas en el cuerpo, de igual manera, produce la regeneración y mejora el rendimiento de esos sistemas. Entre los beneficios para la salud, el Dr. Longo indica que la alimentación que simula el ayuno:

- Reduce casi en un 50 % los tipos de cáncer
- Retrasa la aparición del cáncer y promueve más tumores benignos que malignos
- Mejora la capacidad de cognición e indicadores del envejecimiento
- Fortalece el sistema inmunológico, al devolverlo a un estado más rejuvenecido
- Reduce los factores de riesgo relacionados con **enfermedades cardiovasculares**, cáncer y diabetes

La alimentación que simula el ayuno eleva la efectividad del tratamiento para enfermedades malignas

Con base en sus años de investigación y experiencia, Longo recomienda firmemente incorporar de forma activa la alimentación que simula el ayuno junto con un tratamiento anticancerígeno. Señala que, no solo mejorará radicalmente la efectividad de su terapia contra el cáncer, sino que también disminuirá algunos de los efectos secundarios desagradables. El Dr. Longo indica que:

"Esta ha sido una batalla difícil. Trabajamos con los mejores hospitales de oncología del mundo: MD Anderson, Clinica Mayo [y] el Centro Oncológico USC Norris... realmente no queríamos ser los rebeldes... Luchamos mucho, pero también queríamos que estuvieran de acuerdo con nosotros. Básicamente, queríamos que los oncólogos dijeran: Sí. Esta alimentación es una buena opción de hacerlo.

Las preocupaciones de seguridad... realmente son mínimas y los posibles beneficios son muy altos... En los ratones, observamos constantemente que sobrevivían al cáncer, incluso en los modelos metastásicos".

El Dr. Longo considera que los tipos de alimentación que simulan el ayuno son particularmente beneficiosos en casos de cáncer más avanzados que han hecho metástasis, lo cual deja al paciente con muy pocas opciones.

En esos casos, él ha alentado a los oncólogos a considerar seriamente integrar una alimentación que simula el ayuno junto con el cuidado anticancerígeno estándar. Hasta la fecha, el Dr. Longo y su equipo han demostrado la eficacia de la alimentación que simula el ayuno en los inhibidores de quinasas, quimioterapia y todo tipo de cáncer.

Indica que se realizan cientos de ensayos clínicos que involucran una alimentación que simula el ayuno, y regularmente aparecen nuevos datos sobre terapias novedosas. El Dr. Longo sugiere que, una de esas terapias es la inmunoterapia. Hace al cáncer visible para el sistema inmunológico, para que pueda ser combatido.

Cualquiera que sea su situación con respecto al tratamiento anticancerígeno, el Dr. Longo recomienda llevar una alimentación que simula el ayuno bajo la supervisión de un oncólogo. Al inicio, podría sugerirle que "al menos... vea los ensayos clínicos que ya están publicados", indica el Dr. Longo.

Y agrega: "Considero que es importante hablar con los pacientes oncológicos sobre esta alimentación y brindarles la oportunidad, sobre todo cuando no tienen otras opciones viables".

Ciertos padecimientos requieren de una supervisión médica más estricta para garantizar la seguridad del ayuno.

Independientemente de su salud, debe asegurarse de comentarlo con su médico antes de iniciar cualquier programa de ayuno.

Si padece una **enfermedad crónica**, su médico tendrá que monitorear cuidadosamente su padecimiento y cualquier posible complicación relacionada con el ayuno.

Hacer ciclos es vital para tener un exitoso protocolo de alimentación que simula el ayuno.

Si tiene una buena salud física, es posible que obtenga beneficios al adoptar e implementar una alimentación que simula el ayuno durante 5 días, cada 90 días. Sin embargo, si tiene problemas de salud, tales como presión arterial alta, **obesidad** o colesterol alto, podría tener más éxito al hacer una alimentación cíclica cada mes, al menos hasta que perciba una mejora en su salud.

Longo señala la necesidad de implementar algún tipo de alimentación cíclica, iniciarla e interrumpirla, ya que hacer esos ciclos es de vital importancia para que sea exitosa. El ayuno y realimentación episódica es una de las claves para desbloquear los múltiples beneficios de ese tipo de alimentación.

En particular, hacer ciclos también ayuda a evitar los efectos negativos relacionados con hacer un ayuno continuo o llevar una subalimentación crónica.

Los posibles beneficios del ayuno hacen que cada tipo de intervención sea valiosa, principalmente porque el organismio fue diseñado para:

1) Utilizar la grasa como su principal combustible y
2) tener ciclos de festines e inanición.

Como una medida para controlar la salud, y siempre, bajo la orientación de su médico, considere uno o más de los siguientes tipos de ayuno:

- **<u>Ayuno intermitente</u>**
- **<u>Ayuno de solo agua</u>**
- **<u>Alimentación que simula el ayuno</u>**

Fuentes y Referencias

- Cell February 23, 2017; 168(5): 775-788
- Low Carb Kitchen February 10, 2017
- Acta Neuropathologica Communications, Neuroscience of Disease March 6, 2018; 6:16
- Medical News Today March 6, 2018
- Science Daily, March 6, 2018
- ABC Science July 24, 2012

El Ayuno intermitente mas eficaz combinado con una dieta Cetogénica

Como hemos visto el ayuno se ha implementado durante miles de años para mantenernos saludables, y es la intervención metabólica más efectiva. No solo regula ascendentemente la *autofagia y mitofagia*, que son procesos de limpieza natural necesarios para optimizar la función y renovación celular, sino que también desencadena la creación de células madre.

Asimismo, la abstinencia cíclica de los alimentos seguida de una realimentación estimula masivamente la biosíntesis mitocondrial.

Existen evidencia que sugiere que el ayuno podría ayudar a prevenir o incluso revertir la demencia, ya que ayuda al cuerpo a eliminar desechos tóxicos. Al disminuir los niveles de insulina, también incrementa el nivel de otras hormonas importantes, incluyendo a la hormona del crecimiento, conocida como "la hormona de fitness", que es importante para el desarrollo muscular y la vitalidad general.

La mayoría de estos beneficios rejuvenecedores y regeneradores ocurren durante la fase de realimentación, no en la fase de "inanición". Lo mismo ocurre con la cetosis nutricional, que produce los mayores beneficios cuando se hace en lapsos.

El ayuno es una poderosa herramienta para el rejuvenecimiento y la salud en general

¿EL AYUNO PREVIENE ENFERMEDADES?

Las investigaciones demuestran que el ayuno es una poderosa herramienta de estilo de vida para combatir la **obesidad**, **resistencia a la insulina** y problemas de salud relacionados, incluyendo el cáncer.

La razón es porque, cuando aumenta el proceso de autofagia, el organismo comienza a descomponerse y reciclar proteínas viejas, entre ellas, la proteína beta-amiloide en el cerebro, que se cree que contribuye a la enfermedad de Alzheimer.

Posteriormente, durante la fase de realimentación, aumentan los niveles de la hormona del crecimiento, lo que impulsa la reconstrucción de nuevas proteínas y células. En otras palabras, reactiva y acelera el ciclo de renovación natural del organismo.

La obesidad ha alcanzado dimensiones de epidemia mundial. Mil setecientos millones de personas presentan alto riesgo de desarrollar enfermedades relacionadas con el sobrepeso, como diabetes y enfermedades cardiovasculares. En la Unión Europea se estima que, durante los años noventa, 290.000 muertes de mayores de 15 años (el 7,7% del total) estaban relacionadas con el exceso de peso, el 70% por enfermedades cardiovasculares y el 20% de cáncer.

Si bien, el ayuno de solo agua puede ser extremadamente beneficioso para las personas que padecen diabetes tipo 2 o tienen exceso de peso, podría ser difícil implementarlo.

Por fortuna, la investigación ha confirmado que pueden obtenerse resultados similares, aunque no tan profundos a través del **ayuno intermitente**; es decir, al seguir un horario de alimentación en el que ayune por lo menos 16 horas diarias y consuma todos sus alimentos en un rango de 8 horas consecutivas.

Además, existen otros planes de ayuno intermitente en los que reduce drásticamente sus calorías durante cierto número de días, mientras que se alimenta de forma normal durante el resto de la semana.

Uno de esos ejemplos, que hemos visto anteriormente, es el **plan de ayuno intermitente 5:2**. Otro ejemplo, es la **alimentación que simula el ayuno**, desarrollada para igualar los efectos del ayuno solo de agua. La mayoría de estos planes proporcionan beneficios similares, los cuales también hemos visto anteriormente.

Algunas investigaciones cuestionan la efectividad del ayuno intermitente cuando la alimentación es mala. Aunque el ayuno intermitente podría parecer una panacea contra la mala salud y exceso de peso, es posible que por sí solo no pueda proporcionar todos esos beneficios. La calidad de la alimentación desempeña un rol importante si busca algo más que una mera pérdida de peso.

Más específicamente, algunas investigaciones resaltan la importancia de la cetosis nutricional cuando implementa un ayuno intermitente.

El estudio en cuestión, examinó los efectos del ayuno intermitente en la pérdida de peso y parámetros de riesgo de enfermedades metabólicas en 23 voluntarios con obesidad. Este duró tres meses, y los participantes podían comer lo que quisieran en cualquier cantidad en un horario de 10 a. m. a 6 p. m.

Durante las 16 horas restantes, solo se les permitió tomar agua o bebidas sin calorías. Posteriormente, los resultados fueron comparados con un grupo de control sin intervención de un ensayo previo de ayuno.

En general, los participantes consumieron 350 calorías menos por día y perdieron poco menos del 3% de su peso corporal. Su presión sanguínea sistólica también disminuyó alrededor de un 7 mm/Hg, en comparación con el historial del grupo de control.

La autora principal, **Krista Varady**, profesora asociada de la Universidad de Illinois en Chicago, comentó los resultados al indicar que:

"El mensaje final de este estudio es que hay otras opciones para perder peso que no incluyen el conteo de calorías o eliminación de ciertos alimentos".

Si bien, estos hallazgos son similares a otros estudios de ayuno intermitente, la pérdida de peso de los participantes fue levemente inferior a la observada en otros estudios. Los ensayos de ayuno de días alternados y plan de ayuno 5:2 han demostrado que las personas pierden entre 3 y 8% en 8 a 52 semanas. Según indicaron los autores:

"Especulamos que esta diferencia en la pérdida de peso se debe a una mayor restricción calórica general lograda con otras formas de ayuno intermitente..."

Aunque esto podría parecer "muy bueno", hay un detalle importante que deben abordarse. Los participantes pudieron bajar de peso, pero otros parámetros de salud metabólicos no mejoraron significativamente, en comparación con los controles sin tratamiento, incluyendo la masa visceral grasa, presión arterial diastólica, colesterol LDL, colesterol HDL, glucosa en ayunas, triglicéridos e insulina en ayunas.

La pérdida de peso por sí sola no solucionará los problemas de salud

Como he mencionado en varias ocasiones, uno de los beneficios clave del ayuno intermitente es normalizar los **niveles de insulina** y glucosa, junto con otras medidas biológicas adicionales, incluyendo las ya mencionadas, sin embrago, eso no ocurrió aquí; la pregunta es **¿por qué?**

Creo que, con base en la evidencia, la respuesta es bastante obvia. Los participantes no fueron instruidos para cambiar LO QUE consumían, y si se tratara de la mayoría de los habitantes en los Estados Unidos, es probable que una gran parte de su alimentación consistiera en alimentos procesados, e incluso, probablemente comida rápida.

La cuestión de la elección de alimentos es casi siempre un punto conflictivo En dieta de la Dra. Varady "**dieta de ayuno en días alternados**". En particular, ese plan consiste en consumir solo 500 calorías cada dos días; sin embargo, la forma que toman esas calorías depende de cada persona.

Es importante, hacer hincapié en la importancia de llevar una alimentación alta en grasas saludables, moderada en proteínas, con cantidades ilimitadas de vegetales frescos para optimizar la salud general, en cualquier programa de ayuno intermitente.

Generalmente en cualquier tipo de dieta debemos equilibrar las proporciones de macronutrientes, de lo contrario, podríamos perder peso, pero renunciaríamos a muchos de los beneficios de salud más importantes.

Si perdemos peso, pero no logramos ningún cambio en los niveles de la glucosa, insulina y otros parámetros de riesgo de enfermedades, entonces los beneficios solo serán estéticos.

Combinar el ayuno intermitente con cetosis nutricional cíclica para optimizar la salud

Por lo tanto, si bien este estudio presenta el ayuno intermitente como un método exitoso para perder peso, desde mi punto de vista, realmente resalta la importancia de combinar el ayuno intermitente con la **cetosis nutricional cíclica.**

La dieta cetogénica proporciona muchos de los mismos beneficios de salud relacionados con el ayuno intermitente y ayuno (mencionados anteriormente), y cuando se implementan juntos, la mayoría de las personas puede experimentar mejoras significativas en su salud; incluyendo la pérdida de peso, que es más que un inevitable efecto secundario de las mejoras metabólicas que se producen.

Por ejemplo, los beneficios de llevar una dieta cetogénica incluyen:

Mayor sensibilidad a la insulina. Es clave para prevenir la resistencia a la insulina, diabetes tipo 2 y enfermedades relacionadas. Los estudios han demostrado que las personas con diabetes que llevan una dieta cetogénica son capaces de reducir significativamente su dependencia a los medicamentos para la diabetes. Incluso, muchos han revertido exitosamente su diabetes. Tener un nivel de insulina saludable también puede disminuir el riesgo de Alzheimer, ya que la demencia y resistencia a la insulina están estrechamente relacionadas.

Mayor masa muscular. Las cetonas son estructuralmente similares a los aminoácidos de cadena ramificada, y dado que tienden a metabolizarse de forma preferencial, reservan cualquier aminoácido de cadena ramificada que tenga, y estimulan el desarrollo de masa muscular.

Menor inflamación. El organismo está diseñado para tener la flexibilidad metabólica de utilizar azúcar y grasas como fuentes de combustible. Sin embargo, es preferible utilizar grasas ya que cuando son quemadas, generan menor cantidad de especies reactivas del oxígeno y radicales libres secundarios.

Entonces, al eliminar el azúcar de la alimentación, disminuye significativamente su riesgo de inflamación crónica.

Menor riesgo de cáncer. Considero que la cetosis cíclica es una intervención revolucionaria que podría disminuir significativamente el riesgo de convertirse en una estadística más de cáncer, por la sencilla razón de que las células cancerígenas carecen de la flexibilidad metabólica para utilizar cetonas con el fin de satisfacer sus necesidades energéticas, en comparación con las células normales.

Una vez que el organismo realiza la cetosis nutricional, las células cancerígenas ya no tienen una fuente de alimentación disponible, y básicamente mueren de inanición antes de generar problemas.

Mayor longevidad. La cetosis evita el desglose de proteínas, que es una de las razones por las que puede sobrevivir mucho tiempo sin alimentarse.

Al igual que la restricción calórica (ayuno), las cetonas también ayudan a sanear el mal funcionamiento de las células inmunológicas y disminuyen los niveles de IGF-1, que regula las vías de crecimiento y genes de crecimiento, y desempeña un rol importante en el envejecimiento, así como en la ***autofagia*** *y mitofagia*.

Además, el metabolismo de las cetonas incrementa el potencial de reducción-oxidación (redox) negativa de la familia de moléculas de la coenzima redox NAD, que ayuda a controlar el daño oxidativo al aumentar los niveles de NADPH y promover la transcripción de las enzimas de las vías antioxidantes a través de activar FOXO3a.

En decir que, el metabolismo de las cetonas disminuye eficazmente el daño oxidativo, lo que se traduce en una mejor salud y longevidad. Además, la falta de azúcar ayuda a explicar por qué la dieta cetogénica está relacionada con la longevidad.

El azúcar es un acelerador muy poderoso del envejecimiento y muerte prematura, en parte porque activa dos genes conocidos como Ras y PKA, los cuales aceleran el proceso de envejecimiento.

Una tercera razón está relacionada con el hecho de que tanto la restricción calórica como el ayuno intermitente inhiben la vía mTOR, que ha demostrado desempeñar un rol importante en la longevidad.

Pérdida de peso. Si trata de perder peso, una de las mejores maneras de hacerlo es al llevar una dieta cetogénica, ya que ayuda a acceder a la grasa corporal para poder eliminarla.

En un estudio, los sujetos de prueba con obesidad llevaron una dieta cetogénica baja en carbohidratos y una dieta baja en grasas. Después de 24 semanas, los investigadores observaron que el grupo bajo en carbohidratos perdió más peso (9.4 kgs), en comparación con el grupo bajo en grasas (4.8 kgs).

La dieta cetogénica y el ayuno intermitente le permiten al organismo hacer la transición a la quema grasas en vez de azúcar, una importante flexibilidad metabólica que a su vez promueve la función óptima de todas las células y sistemas corporales. Y aunque existe evidencia que sustenta cualquiera de estas como estrategias independientes, me parece evidente que combinarlas podría generar mejores resultados en general.

Al igual que hay advertencias al implementar el ayuno intermitente, como la importancia de consumir alimentos sanos enteros o mínimamente procesados, también hay advertencias en cuanto a la cetosis nutricional.

La mayoría de las personas creen que realizar una cetosis continua es la clave del éxito, pero cada vez existe una mayor evidencia que sugiere que no es así. Esta es la razón por la que el programa de **terapia metabólica mitocondrial** (MMT), enfatiza la cetosis cíclica. Al menos existen dos razones importantes para implementar este enfoque en lapsos:

• La insulina suprime la glucogénesis hepática; es decir, la producción de glucosa del hígado. Cuando la insulina es suprimida crónicamente a largo plazo, el hígado comienza a compensar el déficit al producir más glucosa.

Como resultado, es posible que los niveles de azúcar en la sangre comiencen a aumentar, a pesar de que no consume ningún carbohidrato. En este caso, consumir carbohidratos realmente podría disminuir los niveles de azúcar en la sangre, ya que los carbohidratos pueden activar a la insulina, que a su vez suprime la producción de glucosa del hígado.

Sin embargo, la supresión crónica de insulina a largo plazo es un estado metabólico poco saludable que puede evitarse fácilmente al pausar y reiniciar los ciclos de cetosis.

•Más importante aún, de hecho, muchos de los beneficios metabólicos relacionados con la cetosis nutricional en general, ocurren durante la fase de realimentación. Durante la fase de ayuno, se produce la eliminación del contenido celular y células dañadas, pero el proceso de rejuvenecimiento real sucede durante la realimentación.

En otras palabras, las células y tejidos se reconstruyen y restauran a un estado saludable una vez que aumenta el consumo de carbohidratos netos. Además, el rejuvenecimiento que se genera durante la realimentación es una de las razones por las que el ayuno intermitente es tan beneficioso, ya que ocurren ciclos de festines e inanición.

Científicos descubren nuevos beneficios del Ayuno intermitente

¿EL AYUNO PREVIENE ENFERMEDADES?

Ya hemos visto la mayoría de los beneficios y dificultadas que podemos encontrar en el Ayuno intermitente y la variedad de enfoques que limitan el consumo de alimentos durante un período de 24 horas o más y ninguno es mejor que otro. El ayuno intermitente es un enfoque muy común, en el que las personas limitan la cantidad de horas que comen durante el día.

Otras personas prefieren hacer un ayuno en el que no consumen ningún alimento durante 24 horas, dos o tres veces al mes. Es posible realizar ayunos más prolongados, pero se requiere de asesoría y conocimiento sobre el tema, para disminuir los efectos negativos causados por la falta de información.

Es probable que pasar mucho tiempo sin comer fuera normal para nuestros antepasados que no tenían acceso a un refrigerador o a restaurantes en cada esquina. El ayuno intermitente es más un estilo de vida que una dieta, pero en última instancia, es una forma de comer que tiene un impacto significativo en el metabolismo y la salud.

En un estudio publicado en Nature, los científicos revelaron datos de personas que se sometieron a un ayuno de 58 horas. Un equipo del Instituto de Okinawa de Ciencia y Tecnología de

Posgrado en Japón evaluó los **efectos del ayuno** al analizar la sangre de las personas a las 10 horas de comenzar el ayuno, así como, a las 58 horas de este.

Durante el ayuno, el organismo pasa de quemar glucosa a quemar grasa para obtener energía y, por lo tanto, produce cetonas. Otros subproductos que se generan incluyen butiratos, acilcarnitinas y aminoácidos de cadena ramificada. Cuatro personas se inscribieron para el ayuno de 58 horas, a las cuales se le extrajo sangre a las 10, 34 y 58 horas.

Algunos de las sustancias alcanzaron su punto máximo a las 34 horas, mientras que otros aún no se habían estabilizado al final de la hora 58 del ayuno. En total, identificaron 44 sustancias que cambiaron durante el período de ayuno. En estudios anteriores, los investigadores solo habían identificado 14.

Además, ninguna de las personas padecía obesidad, ya que esto cambia los marcadores durante el ayuno. Los investigadores identificaron dos butiratos que eran "casi invisibles" a las 10 horas, pero habían alcanzado "niveles importantes después de las 34 y 58 horas de ayuno". Los butiratos ayudan a preservar la homeostasis intestinal, al proteger la barrera intestinal y la inmunidad de las mucosas.

Los investigadores también identificaron compuestos relacionados con el ciclo del ácido tricarboxílico (TCA) que "reflejan una mejor actividad mitocondrial en los tejidos durante el ayuno". Previamente los investigadores que estudiaron animales, demostraron que el ayuno puede prolongar la longevidad. Los investigadores de este estudio buscaban "efectos desconocidos del ayuno en la salud".

Tres metabolitos que disminuyen con la edad incluyen leucina, isoleucina y ácido oftálmico. Sin embargo, las pruebas revelan que las personas tienen niveles más altos de estos metabolitos durante el ayuno, los cuales podrían prolongar la longevidad.

Los datos también revelaron que, durante el ayuno, se observaron mejoras en el metabolismo de la *pirimidina y la purina*. Estas sustancias son vitales para la expresión genética, lo que sugiere que el ayuno podría ayudar a reprogramar las células proteicas y favorecer la homeostasis. El metabolismo de las *pirimidinas y purinas* afecta la producción de **antioxidantes**, mientras que los investigadores encontraron que el ayuno de 58 horas aumentó los niveles de estos de manera significativa.

Creen que los datos sugieren que la producción de antioxidantes podría ser un marcador del ayuno que puede "impulsar la producción de varios metabolitos relacionados con la edad, los cuales son más altos en los jóvenes que en los ancianos". El **Dr. Takayuki Teruya** fue el primer autor del artículo, quien comentó lo siguiente:

"Hemos estado investigando el envejecimiento y el metabolismo durante muchos años y decidimos investigar los efectos desconocidos del ayuno en los seres humanos. Contrario a la expectativa, resultó que el ayuno generó la activación metabólica.

Las personas están interesadas en saber si los seres humanos pueden prevenir enfermedades metabólicas y prolongar su longevidad mediante el ayuno o la restricción calórica, tal y como sucede con los animales. Se espera que los cambios metabólicos causados por el ayuno nos ayuden a conservar la salud".

El desayuno bajo en carbohidratos ayuda a perder peso.

El momento del día en el que consume sus alimentos es igual de importante, así como el ayuno intermitente. Para muchos, el ayuno intermitente es una manera de perder peso de manera saludable y mantenerse. En un estudio que involucró a 70 pacientes, los investigadores evaluaron la diferencia entre el consumo de alimentos con bajo contenido de carbohidratos por la mañana y la misma cantidad de calorías de una típica **dieta mediterránea**.

En el grupo de participantes, el 58,6 % eran mujeres con sobrepeso u obesidad y casi un tercio tenía diabetes. El grupo se asignó de manera aleatoria a los dos posibles grupos de desayuno; no obstante, el resto de las comidas del día a día en su dieta eran parecidas.

El consumo promedio fue de entre 1.300 y 1.500 calorías por día. Aunque ambos grupos demostraron mejoras, al final del estudio, las personas que restringieron su consumo de carbohidratos durante el desayuno demostraron una impresionante pérdida de peso de 3,5 kilogramos más en comparación con el otro grupo.

Todas las personas del grupo que restringieron su consumo de carbohidratos perdieron al menos el 5% de su peso corporal al final del estudio en comparación con el 65,7 % de todas las personas del grupo de control.

Los investigadores no encontraron otras mejoras en el grupo con menor consumo de carbohidratos, incluyendo las relacionadas con los resultados glucémicos. En 2018 el **Dr. Dimitrios Tsilingiris** presentó los hallazgos en la reunión de la Asociación Europea para el Estudio de la Diabetes. Al comentar los resultados, explicó lo siguiente:

"Restringir el consumo de carbohidratos por la mañana, podría traer consigo beneficios si se sigue rigurosamente, mientras que la pérdida de peso observada podría utilizarse para inducir este tipo de regímenes a largo plazo, o ser una característica adicional para mantener el mismo peso, aunque no se haya probado para esto.

Como tal, podría ser oportuno para tratar la diabetes tipo 2 relacionada con la obesidad. Sin embargo, este tipo de régimen alimenticio es poco adaptable, mientras que, la poca disponibilidad de alimentos bajos en carbohidratos puede ocasionar no cumplirlo. Normalmente, durante la noche ayunamos y por la mañana nuestros niveles de insulina aumentan durante el desayuno y vuelven a disminuir durante el almuerzo.

A medida que disminuye la insulina, las reservas de grasa tienden a movilizarse y actuar como sustratos energéticos. En teoría, inducir una menor respuesta de insulina después de un desayuno bajo en carbohidratos debería significar que podemos prolongar el estado bajo de insulina y movilización de la grasa durante la noche, lo que tiene un efecto en el peso y la pérdida de grasa".

Cenar demasiado tarde podría aumentar el riesgo de diabetes.

Los alimentos que consume y el momento en el que los consume tienen un efecto significativo en la salud, en especial en el riesgo de padecer **obesidad y diabetes**. Un equipo de la Universidad John Hopkins dirigió un estudio publicado en el Journal of Clinical Endocrinology and Metabolism. Los investigadores involucraron a 20 adultos jóvenes que pasaron dos períodos de tiempo en una unidad de investigación clínica donde los científicos estructuraron las comidas y los horarios de sueño.

El objetivo fue analizar el impacto metabólico del consumo de tardío de alimentos. Durante un período de tiempo, las personas consumieron su cena a las 6 pm y durante el segundo periodo a las 10 pm. Las calorías fueron las mismas en ambos casos.

Los investigadores midieron cada hora la insulina, la glucosa plasmática, los triglicéridos y la **oxidación de ácidos grasos** durante la noche y a primera hora en la mañana. Las personas también se sometieron a un estudio del sueño.

Los resultados demostraron que cenar tarde en la noche aumentó los niveles de glucosa y disminuyó la oxidación de ácidos grasos. El autor principal del estudio, el **Dr. Jonathan Jun**, explicó:

"Esto demuestra que el cenar demasiado tarde empeora la tolerancia a la glucosa y reduce la cantidad de grasa quemada. Si los efectos metabólicos que observamos con una sola comida continúan ocurriendo de forma crónica, cenar demasiado tarde podría tener consecuencias como la diabetes y la obesidad.

¿EL AYUNO PREVIENE ENFERMEDADES?

Todavía necesitamos hacer más experimentos para determinar si estos efectos continúan con el tiempo y si son causados por los comportamientos, como dormir al poco rato de haber comido o por los ritmos circadianos del cuerpo".

La evidencia continúa revelando que los alimentos que consumimos y el momento en el que los consumimos tienen un impacto en la salud. El ayuno intermitente influye en el inmunometabolismo, que es la conexión entre la salud metabólica y el sistema inmunológico.

Creo que es uno de los campos más importantes de la medicina emergente y respalda lo que los investigadores han sabido: la salud metabólica es importante para una buena función inmunológica.

El **Dr. Paul Saladino**, psiquiatra y nutricionista, expresa la importancia de la resistencia a la insulina. El Dr. Saladino considera que sustenta muchas de las comorbilidades responsables de **casos graves de COVID-19**. El principio fundamental es que lo que es más importante para la longevidad no es la edad biológica, sino la edad inmunológica y metabólica.

La salud metabólica es importante para respaldar la buena salud general que nos protege frente a enfermedades crónicas e infecciosas.

Al dejar de consumir tres comidas al día para probar el ayuno intermitente, el organismo se adapta para no ser alimentado de manera continua. Comer durante todo el día hace que el organismo se adapte a utilizar la glucosa como combustible principal. Esto hace que la energía se almacene en forma de grasa y aumenta el riesgo de que se vuelva más resistente a la insulina.

Aunque muchos consideran el ayuno intermitente como una manera *de perder peso, también mejora la resistencia a la insulina, aumenta la producción de la hormona del crecimiento humano, aumenta la quema de grasa, reduce la presión arterial y aumenta la energía, la eficiencia y la biosíntesis mitocondrial.*

Tomar control de nuestra salud con el ayuno intermitente

Aunque es probable que el ayuno intermitente proporciona beneficios a la mayoría de las personas, es importante recordar lo siguiente:

- **El ayuno intermitente no tiene por qué restringir sus calorías y** no debe hacerlo sentir débil ni letárgico. El objetivo es limitar la cantidad de horas que consume sus alimentos.

- **Los antojos de azúcar serán temporales:** A medida que el cuerpo comience a quemar grasa como combustible principal, será más fácil ayunar hasta por 18 horas, mientras que el hambre y la ansiedad de azúcar desaparecerán.

- **No se recomienda consumir alimentos procesados:** Aunque el proceso podría parecer una solución, no ofrece todos los beneficios por sí solo. La calidad de los alimentos también es de vital importancia.

Si es nuevo en esto, se recomienda comenzar al saltarse el desayuno y almorzar y cenar dentro de un período de 8 horas. Es importante dejar de comer tres horas antes de irse a dormir. Como se demostró en el estudio mencionado anteriormente, comer cerca de la hora de acostarse puede aumentar la intolerancia a la glucosa y el riesgo de aumentar de peso.

Es importante consumir cantidades moderadas de **proteína saludable** y minimizar el consumo de carbohidratos al intercambiarlos por grasas saludables como mantequilla, aceite de coco y frutos secos sin blanquear. En general, estas estrategias pueden ayudar a que el cuerpo comience a quemar grasa.

Es posible que después de unas cuantas semanas pueda ayunar durante 18 horas sin sentir hambre. Al incluir en su dieta alimentos integrales e incorporar el ayuno intermitente, casi todos los aspectos relacionados con su salud mejorarán paulatinamente.

Fuentes y Referencias

- Nature, 2019;9(854)
- Get Pocket
- Advances in Nutrition, 2018;9(1) Abstract
- National Institutes of Health, September 18, 2018
- Get Pocket, Japanese Fasting Study Reveals Complex Metabolic Changes in the Human Body, Para 4
- Science Daily, January 31, 2019
- Medscape, October 9, 2018
- Journal of Clinical Endocrinology and Metabolism, 2020; doi.org/10.1210/clinem/dgaa354
- Medscape, June 16, 2020
- Seminars in Immunopathology, 2020;42:279 under table 6 40% down the page

¿EL AYUNO PREVIENE ENFERMEDADES?

En conclusión, hemos visto como médicos y científicos, aportan sus resultados, experiencias y estudios, respecto al Ayuno intermitente. Y todos absolutamente todos llegan al consenso, tan requerido en la política, *"es la mejor estrategia para el exceso de peso y la Diabetes, además de regenerar el páncreas, disminuir los problemas cardiovasculares, sin mencionar otras muchas enfermedades"*.

Estas manifestaciones públicas realizadas por los diferentes médicos y científicos, fueron realizadas, aun sabiendo que podrían perder su trabajo, su libertar y su reputación, pues es a eso justamente a lo que se exponen todos aquellos que opinan diferente o aportan datos significativos sobre cualquier enfermedad que tenga posibilidad de ser tratada con medicina integrativa.

Como hemos podido observar el aumento de sobrepeso y diabetes es imparable, los gatos sanitarios aumentan año tras año. No obstante, la OMS y las autoridades sanitarias, a las cuales no les preocupa el gasto, continúan con su siniestro modelo de "medicaciòn", continúan manteniendo su prepotencia y arrogancia, a costa de la vida y sufrimiento de las personas que desafortunadamente caen en las redes de estas enfermedades convertidas en "pandemias mundiales".

¿EL AYUNO PREVIENE ENFERMEDADES?

Pudiera ser que el Ayuno intermitente, no fuera la solución al problema y en ese caso habría que buscar otro camino para solucionar el problema de cientos millones de personas en el mundo. Pero el silencio de estas Organizaciones nacionales e internacionales, cuentan con un cierto olor a podrido, a corrupción, a intereses enfrentados.

Pero lo que NO cabe la menor duda, lo que NO es un hecho aislado, es el aumento de estas enfermedades y sus consecuencias en la población mundial. Y lo mas preocupante, NO es el gasto sanitario que esto conlleva ni los altos sueldos de la OMS, lo mas preocupante es que, la medicación ofrecida para la diabetes, NO aporta solución a la enfermedad, solo beneficia a las empresas farmacéuticas.

Menos Organizaciones Internacionales, a cuenta de los contribuyentes y mas "conciencia y humanidad" para una población mundial pisoteada por el egoísmo de unos desaprensivos que viven y se enriquecen del dolor y el sufrimiento.

Desde sus posiciones de privilegio, nos hablan de los avances tecnológicos y el progreso, pero los sistemas político-sanitarios siguen fallando. Los fracasos ante enfermedades provocadas por una mala alimentación y nutrición, demuestran que la medicación no es el camino, simplemente han hecho de la enfermedad un negocio organizado. Esto nos obliga a denunciar cada una de las inacciones y complicidad en la que nuestros gobernantes tienen culpa o responsabilidad.

La actitud absolutista, su inmoralidad y la irracionalidad de las autoridades sanitarias, puede llevar a la rebelión de los olvidados.

Si los avances científicos, las nuevas tecnologías y el progreso se vuelven una barbarie ya no sirve al interés publico

Ph. D. Franc T. Ruiz

www.ingramcontent.com/pod-product-compliance
Lightning Source LLC
Chambersburg PA
CBHW061513120726
48001CB00004B/1310